働く女性のメンタルヘルスがとことんわかる本

はじめに

この本は、「心も健康で良い仕事をしたい」という女性のために書きました。

当たり前のことですが、仕事をする能力に男女差は全くありません。にもかかわらず、わが国は欧米に比べて、まだまだ女性の管理職は少ないし、仕事によっては男性優位の職場もたくさんあります。しかし、職業上の女性差別や、家事や育児など性別役割分担による不利のあるなかで、奮闘されている方もたくさんおいでです。

あるいは「女性、男性など関係ない。自分は人並み以上に働いているし、がんばらなければならない」という方もおいで="でしょう。中には結婚は考えないで、職業人としての自己実現をめざしたいという方も増えてきています。

けれども男女を問わず、ビジネスパースン（働く人）の心の健康が悪化しています。これは先進国全体に共通する悩みですが、わが国の場合、とりわけひどいため、メンタルヘルスについての知識が欠かせません。

現在、メンタルヘルスの本は２００冊以上出版されていますが、病気やその治し方、ストレスの癒し方などが中心となっています。それらも大切ですが、根本的に病気を防ぐには、「仕事を上手に管理し、心の健康を保つこと」が大切です。

心も健康で、良い仕事をするためのコツをぜひ身につけていきましょう。

1章 心の病気について知る

2章 職場のストレス

3章 感情を抑えるストレス

4章 ストレスを背負いやすい考え方

5章 コミュニケーションの技術

6章 仕事のマネジメント

1章

心の病気について知る

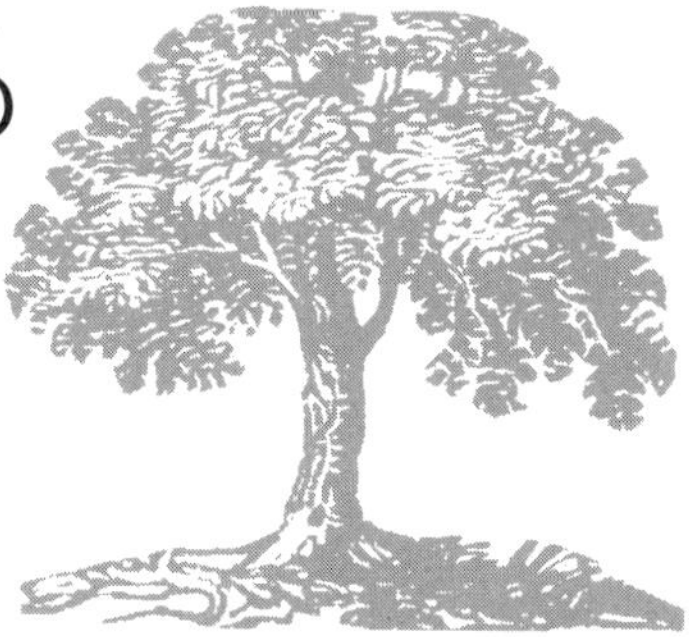

1 うつ病

日本人で一生のうち一度でもうつ病になる女性は何と25％です（男性は10％）。

心の病で休業する人の4～6割を占め、100人の職場なら2人くらいいても不思議ではない、ありふれた病気です。けれども健康な人の「落ち込み」と根本的に違って、仕事や家事ができなくなってしまう、がんばろうとしてもひどく能率が悪くなってしまうのが特徴です。

ごく軽くて知らぬ間に発病して、ひとりでに治るケースから、最悪では自殺に終わる人もいます。薬と十分な休養により後遺症もなく治り、知能や技術、蓄えられた経験は失われませんけれど、治癒するまでに約3～6か月ほどかかるので、職場や家庭への打撃が大きく、予防することが何よりも大切です。

ご注意　現在の医学では、うつ病といえば落ち込みと正常の間を上下する「大うつ病」を意味しており、その後にハイになるのをくり返す「躁うつ病」は双極性障害といって別の病気に分類されます。うつ病の人を放置していてもハイになるのではありません。

また朝ニコニコしていたのに、午後から怒鳴りまくりというように、感情の起伏が激しすぎる場合は、躁うつ病とはいえません。

❶カラダの症状　3つの「い」がポイント

心の病気が身体の病気と違うのは「自分は病気かも?」と気づきにくいことです。心の病気になったと自分で気づく人は全体の15%と少数派です。むしろ不眠や食欲不振、だるさや頭痛など色々なカラダの症状が出るため、うつ病の方の35%が内科を受診します。そしてなんと半分の人は、どの医療機関にも受診しません。

カラダの症状はココロのそれよりも気づきやすく、うつ病を考えるきっかけとなりますので大切です。

①眠れない

うつ病の不眠は特徴的で、なんとか寝つけるのに夜中に目が覚める(中途覚醒)、朝早く目が覚めて(早朝覚醒)、それからよく眠れないというのが多くみられます。疲れているのに熟睡できず夢ばかり見て、2~4時ごろに目が覚めて、仕事の事をあれこれと悩み、そこから寝つけなくなる。また朝早く目がさめた時、「これから私はどうなるの?」と将来への不安な気持ちに襲われて憂うつになるというように。

注意すべきは、内科医が不眠症を診た場合、ワンパターンで睡眠薬(抗不安薬)を処方することが多いのですが、うつ病の不眠には効かなくて、抗うつ薬が必要です。

②食べたくない

うつ病には食欲不振がみられます。その特徴は、無理して食べれば食べられないこともないのですが、おいしくなくて味わうことができない、食べなければ身体が持たないから仕方なく口にしているという感じです。吐き気や胃の痛みがくることもありますし、1～2か月のうちに3～4キロもやせることもあります。当然、少なくない人が内科を受診します。もちろん心の病気なので、胃カメラや超音波などの検査ではほとんど異常がみられません。

軽いストレスに出合うと過食になる人もいますが、ストレスが大きい時やうつ病の場合、やせとなって表われます。検査をしても異常のないやせは、うつ病を考えてみましょう。

③疲れやすい

うつ病には「疲れやすさ」「だるさ」がつきものです。このだるさは休んでもとれなくて、何をするにもおっくうという感じがします。

単なる疲労の場合、たとえば残業が続いて帰宅が毎日夜の9時過ぎ、それから食べて台所の片付けとなれば、「ああ、疲れた！　こんなのやりたくない！」と誰もが感じるでしょうが、気

図1　こんな時はうつ病かも

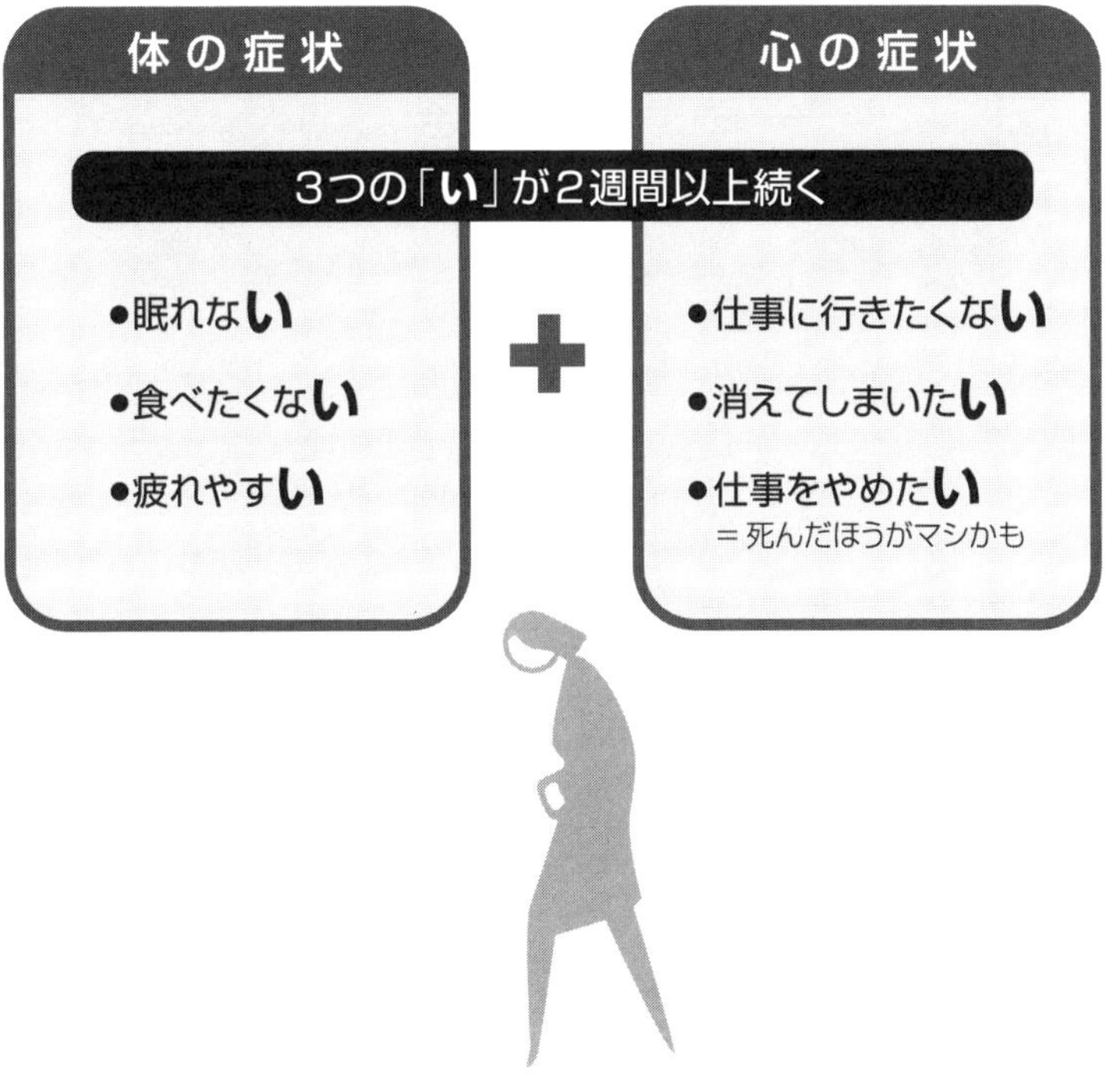

合いを入れればなんとかやれます。でも、うつ病のだるさは、自分を奮い立たせようとしても乗り越えられないのが特徴です。

一般には、だるいのが続くと肝臓病を考えますが、これは常識のウソです。医学書には月単位で続くだるさは、50～80％が過労やうつ病などの心の病気と記されています。長く続くだるさを感じたら、一度はうつ病を考えてみることです。

❷仕事にあらわれる症状

①能率の低下

うつ病が進むにつれて、がんばっているのに、仕事がたまって押し寄せてくる感じになります。仕事の能率が低下し、判断力が鈍ってきます。普通なら5～6分ですむ作業が30分たってもできなくなる。あるいは1～2日ですむものが3～4日たっても終わらないというように……。

能率の低下を病気のせいなどとは夢にも思わず、仕事の遅れを取り戻そうと遅くまで残って、さらに疲労が加速して病気が進んでいきます。

②ミスが増える

集中力や注意力が落ちて、ミスが増えていきます。ベテランとは思えないミスをおこしたり、操作をあやまって機械をこわしたりするようにもなります。もちろんヒヤリ・ハット（ヒヤッとしたり、ハッとしたりすること）も増えていきます。

❸心の症状

うつ病の初期には、「やりがい」「面白さ」が失われていきます。仕事をするのがおっくうで生きがいが感じられなくなり、以前はやりがいのあった仕事やプライベートな人間関係、そして趣味なども面白くなくなります。

「このごろ、仕事にやりがいを感じなくなった」という話を聴くと、人はすぐに励ましたり、自分の若い頃の苦労話をして慰めたりしますが、「これはうつ病の始まりかも?」と考えてみることも必要です。

①イライラと不安

仕事が思うように進まない事もありますが、わけもなくイライラ・ソワソワして、いてもたってもいられなくなります。そして、「こんな私でいいの?」などと将来への不安に襲われます。うつ病の不安は、ノイローゼ(不安障害)のそれと違って、「もう、どうなってもいいわ」という自己否定的な気分が特徴です。さらにイライラや不安が強まってくると、普段はおだやかな人でも短気で怒りっぽい感じになります。

②制止=人間フリーズ状態

新聞や雑誌の文章を読んでも、字は見えているのに書いてあることが頭に入らなくなる。「やらなければならない」と強く感じているのに体が動かない。なかなか仕事にとりかかれなくなり、仕事の途中で作業が止まってしまう。たとえばパソコンのモニターに向かってボーッとしてしまう。好きなはずのテレビ番組をみていても、ストーリーが頭に入らなくなる。……などが起こります。

③自分を責める

うつ病ではミスも増えていくから、自分を責めるようになっていきます。それだけでなく、自分に関係ない事も自分のせいにしてしまいます。たとえば自分には責任のない後輩のミスであっても、「彼女がミスをしたのも、自分がちゃんと指導しなかったから」などと事実をゆがめて考えてしまいます。

④仕事に行きたくない

そして出勤するのが、とても苦痛になってきます。仕事に行きたくないという気持ちが、けっして怠け心によるものではない証拠に、趣味やスポーツなどの遊びに対しても意欲がわかないのです。ただし、仕事への意欲はわかないけれど、旅行や趣味などへの意欲があるという、純粋ではないうつ病が最近増えてきています。さらには、かわいくてたまらないはずの自分の子どもや、いつも心を和ませてくれるはずのペットがまとわりついてくるのもうっとうしく感じるのです。

⑤死にたくなる

さらに進むと現在ばかりでなく、過去をくやみ、未来も悪く考えるようになります。「この仕事は自分にむいていないのではないか?」、「そもそも、この職業についたこと自体、身のほど知らずだったのでは?」などと考えても仕方のないことが心に浮かんできます。ささいな出来事を重大なトラブルと悪くとらえるようになって、みんな自分のせいにして、しかも解決不能だと思ってしまいます。

ご注意 そういう人の苦しみのもととなるストレスが、はたからみて重大である必要はありません。あくまでもその人にとって、重大で逃れられないという主観の問題なのです。

出勤するのがつらく、「ベッドのなかでぐっすり眠っていられればどんなに良いか！　誰もいない所で、ずっとずっと眠ってしまえれば……」などと、「永遠の眠り」を望むようになります。

結局、究極の解決策としての自殺を思いつくのですが、一方では家族や職場に迷惑をかけるし、ひきょうなことだとためらうのです。そして何かの出来事、職場や家庭におけるトラブルばかりでなく、問題の解決のような良いできごとをきっかけにしても自殺が起こります。

うつ病は軽いものであっても一度は死を考えます。意外に思われるかもしれませんが、症状が重い時に自殺をするのではなくて、病気の初期と回復しかかっている時に多く、症状が最悪の時には自殺をする意欲もうすれてしまうようです。

ポイント（眠れない＋食べたくない＋疲れやすい）という3つの体の症状（「3つのい」）が2週間以上続いて、仕事にいきたくない感じがあればうつ病の可能性が大で、さらに逃げ出したい、消えてしまいたい、あるいは仕事をやめたい、死んだ方がましかもしれない、という気分があれば、疑いは濃厚です（図1）。

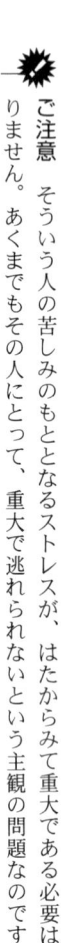

❹どうしてうつ病になるの？　どうやって治すの？

事例

山際和美さん（33歳）はあるデパートの準社員で、「眠れないし、仕事がうまくいかないのが辛い」といって筆者の外来を受診しました。診断の結果は、軽いうつ病でした。

山際さんは、あるパートタイマーの女性から「準社員なのに、そんな事も知らないの！ 準社員ならばもっと仕事が出来なければダメよ！」と言われ、そのことがショックで調子が悪くなったと、暗い顔をして言うのです。さらに訊いてみると、山際さんはデパート勤めの経験は8年以上ありますが、そのデパートに就職したのは半年前だったのでした。

症状が軽かったため、仕事を休まないで抗うつ薬をのんでもらいました。眠れるようになって仕事にもなじんできた頃に、筆者は、「例のパートの人とはどうですか？」と訊いてみました。すると、「相変わらずいろいろ言われるけれど、余り気にしないようにしているし、気にならなくなりました」ということでした。

実は、山際さんがうつ病になったのは、新しい勤め先になじむための負担で、脳が過労状態になって起こったのです。

ご注意　人間関係のストレスが原因とは限らない

同僚が発病したとき、「私の言ったことがストレスになったのかしら?」とか、「ちょっと言われただけで発病しちゃうなんて、弱い人!」などと考える人が多いのですが、それは少し違います。

俗にストレスというと人間関係のストレスを考えますが、それで発病すると単純化してはいけません。人間関係のストレスは単なる引き金に過ぎず、山際さんのように病気が良くなるとストレスではなくなってしまう場合も多いからです。原因と結果が逆で、心の病気になって、ものごとを悪く（悲観的、懐疑的）とらえるようになり、その結果、人間関係が悪化することもあります。

たとえば恋愛中の男性がうつ病になって、理由もないのに彼女との関係を悲観的に考えて、「僕はもうだめだ、別れてくれ」となれば、男女関係は不安定になりますね。

①脳という内臓の過労で起こる

事例のように、うつ病は単に人間関係がうまくいかなくて起こる病気ではありません。脳という内臓が過労状態（慢性疲労）になって起こる病気なのです。その原因となるのは、何といっても長時間勤務などによる睡眠不足による脳の過労状態です。その他の心に負担となるストレスについては次章で述べます。

さらに家族と暮らす女性では、家に帰っても「家事という勤務」があるため、睡眠不足になりがちです。またプライベートのストレスが理由で睡眠不足になり、あれこれ悩み続けて、脳

図2　うつ病とは?

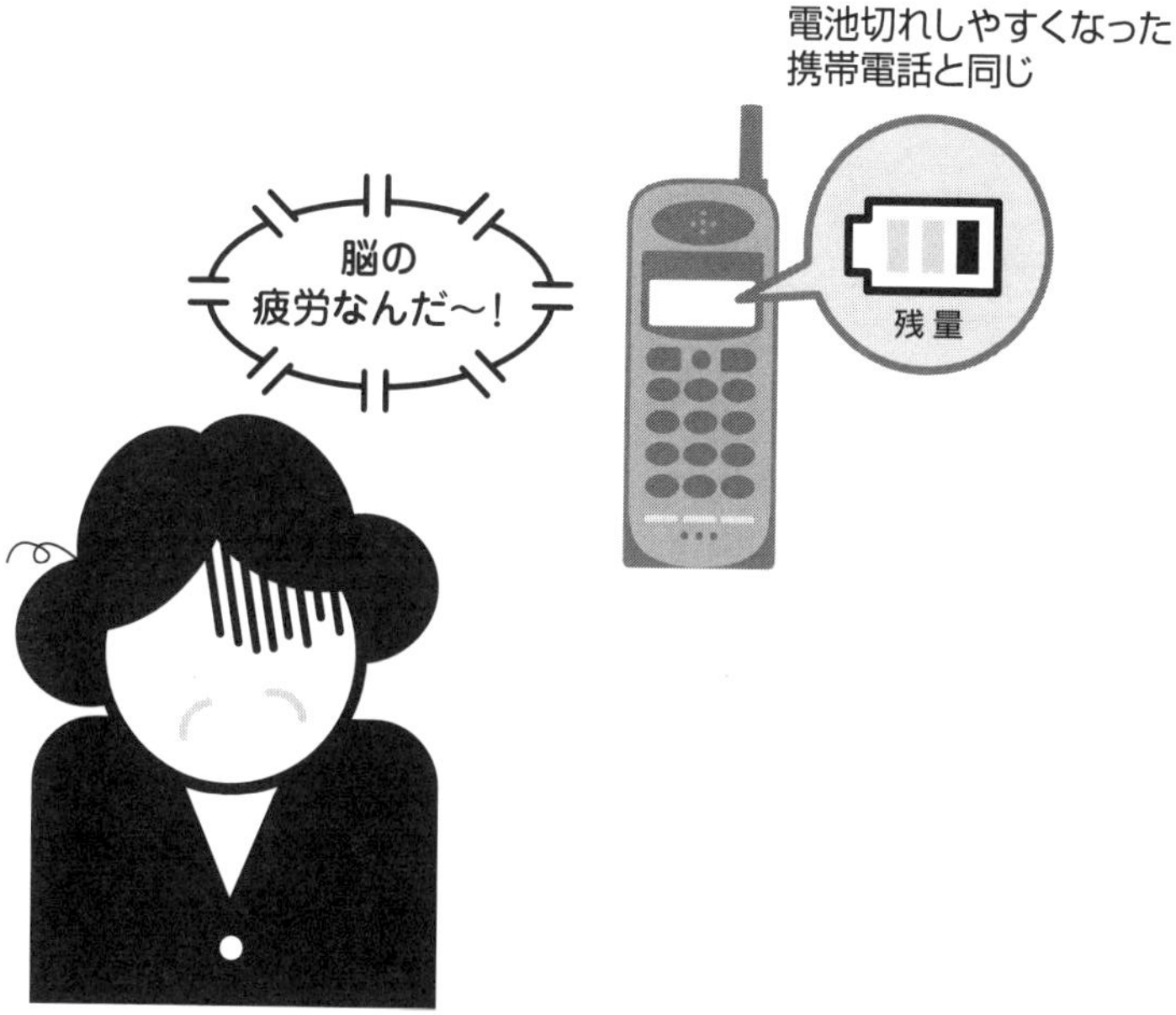
電池切れしやすくなった
携帯電話と同じ
脳の
疲労なんだ～!
残量

が疲労して発病する場合も3～4割あります。

ただし、過労死の場合と違って、月何時間以上残業をしたら、どれだけうつ病になりやすくなるのかという科学的なデータはまだありません。

長時間勤務そのものが、直接うつ病を引き起こすというより、長時間勤務による睡眠不足や不眠症（30ページ参照）がうつ病を引き起こすと考えられています。

脳の過労についてもう少し医学的にいうと、「元気の素」であるセロトニンやノルアドレナリンという物質が足りなくなった状態です。そうなると仕事するエネルギーがすりへった状態になって、電池切れしやすくなった携帯電話のようになります（図2）。

だから健康人の落ち込みとは根本的に違うので、旅行や温泉などの気晴らしをしても治らないため、治療を受ける必要があります。もちろん気合いでは治せません！

治療中の人を励ますのがタブーなのはこのためです。電池が少なくなった携帯電話に「がんばって、もっと通話させて」と励まし続けても、電池はなくなる一方で、まったくムダですね。それと同じことです。

だからうつ病の治療にも充電が必要で、脳の疲労に対しては休養（休業や仕事・家事の軽減）、足りなくなった「元気の素」を補うために薬を飲むことが必要です。

②薬を飲んでしっかり休養する

うつ病は薬を飲むことと休養することで治ります。休養といっても必ずしも入院するのではありません。多くの場合、自宅での療養（休業）ですみます。早期発見をすれば、山際さんのように働きながら治せる人もいます。

ただ、医師から休業が必要と言われると、「職場に迷惑をかけるから、休業しないで働きながら治したい」という人もいます。でも、軽い早期のものではない限り、休業したほうがよいのです。なぜなら、職場でうつ病になるような人の多くは、発病する前から過労状態にあり、何よりも休養を必要としているからです。

さらに次の理由があります。

①能率が低下する病気であり、無理に出勤しても仕事にならない。

②ミスを起こしやすい状態では、ミスそのものがストレスになってさらに病気を悪化させる。

③うつ病の人には自殺の危険性がある。

「五体満足」のように見えるのに、なぜ診断書という「ドクターストップ」が出るのかは以上の理由によります。これを無視した中途半端な療養は、病気を長引かせこじらせてしまうとともに、最悪では死をも招くことになりかねません。休業は「充電」と考えましょう。

ただし、抗うつ剤を飲みはじめて本当に効果が出てくるのは、1～2週間後なので、「早く治したい」とあせってはいけません。ひたすらゴロゴロし、ボーッとしていれば、なにか特別なことをしなくても自然に治っていきます。きちんと治療をすれば3〜6か月程度で治癒します。抗うつ薬には依存性がなく、最近登場した薬物では副作用も軽くなっています。

③再発予防にも薬が効く

うつ病は治りやすいのですが、最近では再発が多いこともわかってきました。復帰の半年以内に25%、2年以内に30〜50%が再発し、再発をくり返す人ほど職場復帰が困難になっていきます。ですから最初の復職が大切で、少なくとも2年間は薬を続けること（通院）が必要です。

再発をくり返す人の場合、5年以上、場合によっては一生服用したほうが良いという考えもあります。このように書くと驚きとまどう人もいるでしょう。「高血圧症の薬は一生もの」ということは誰でも知っていて、いやいやでも受け入れるのに、心の病では薬に対する誤解が多いためです。

再発をくり返して職場になじめなくなり、退職せざるをえなくなるというトラブルを避けるには、復職した後にも通院を続けることが必要です。

なお、薬を飲んでいる方で、眠くなる、だるいなどの症状が気になる方は、率直に主治医に相談しましょう。質問しにくいことはメモにして確認しましょう。

2 パニック障害

❶突然おこる呼吸困難

ある日突然息が苦しくなって、死の恐怖に襲われる病気です。発作は数分から長くても10分で命に別状はありません。しかし、「またあの発作が起こるのでは?」と思っただけで胸苦しく気分が不快になる「予期不安」に苦しみ、日常生活が妨げられる病気です。

うつ病とはちがって、患者さんは種々のカラダの症状や感覚に対して「重大な病気にかかった」という気づきを持っています。「自分は病気だ」という意識（これを病識といいます）が強いため、すすんで医療機関を受診して、治療に乗るケースが多いのです。

ただ、医療機関で正しい診断がされなかったり、適切な治療が受けられなかったりすると、こじれてうつ病を合併することがあります。

薬と精神療法（認知行動療法）で発作は抑えられて、病は克服されます。もちろん正しい診断や治療がされないと慢性化して、発作への不安のために家に引きこもりがちになって、うつ病を合併します。そうならない限り、うつ病に比べて仕事する能力が失われる度合いは少ないのです。

❷生存本能の空騒ぎ

誰でも火事や事故などの緊急事態に出遭うと、生存本能がはたらいて、息をハーハー、心臓をドキドキさせます。自分の命を守るために、恐怖心にかられつつも、日常生活とは比べものにならない強い力、能力を発揮します。逃げたり危険から身をかわしたりするために、全身の筋肉の力を強め、からだ全体の筋肉に血液や酸素をいきわたらせようとして、呼吸を深く荒くして、心臓の鼓動を力強く高めます。

パニック障害では、緊急事態でもないのに、この生存本能がはたらいてしまいます。わかりやすくたとえると、心の中にいたずらな本能の子どもが隠れていて、「大変だ！ タイヘンダヨ～！ このままでは死んじゃうよ～！」と大騒ぎして、生存本能の警報を鳴らすのです（図3）。手足や内臓はこの本能の警報を聞いたら、ともかく、がんばらなければならないと思い、肺はハーハー、心臓はバクバクとして、脳は恐怖をおこす物質を流し出します。

理性の心は、はじめのうち、「何が起こったんだろう？」と変に思うのですが、そのうち荒い呼吸と動悸を強く感じて、そのために不安にかられて苦しみだします。

図3　本能の空騒ぎ

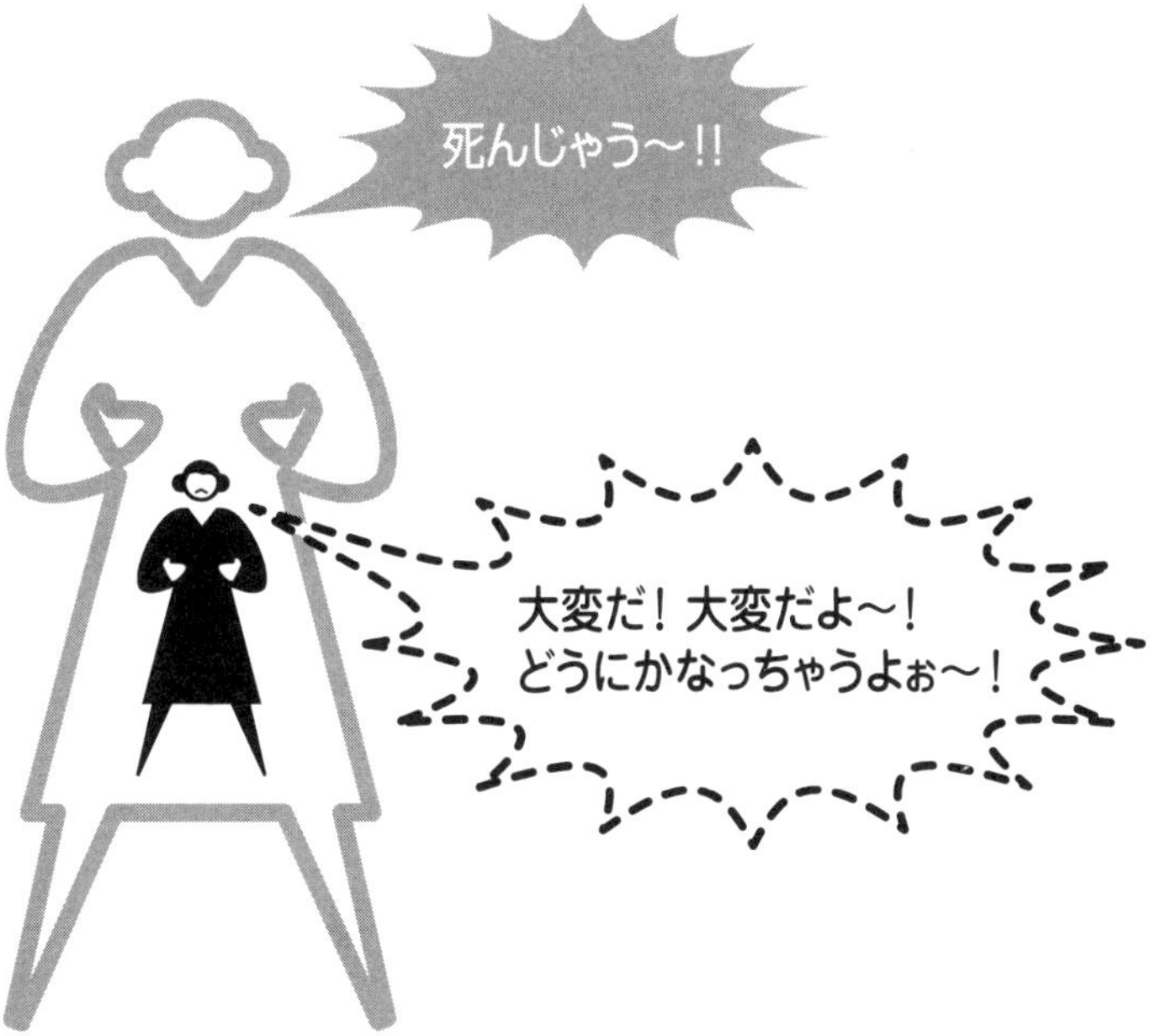

ハーハーと呼吸を速く（過換気）すれば、血液の中の二酸化炭素が減ってアルカリ性になる結果、手足の先がしびれて、こわばってきます。そういうカラダの不快な症状のため、さらに不安感が増して、死への恐怖心になっていき、「死んでしまう、頭がおかしくなってしまう」と理性を失います。

本能の空騒ぎは、脳の中にある神経伝達物質というホルモンの量や流れが乱れることで起こります。けれど、この神経伝達物質の乱れは、せいぜい数分で終わってしまいます。つまり、心の中のいたずらな子どもは、本能の空騒ぎにすぐ飽きてしまうというわけです。けれども、発作が余りに苦しく恐ろしく感じられるので、30分も1時間も続くように思えるのです。時には発作が2～3回連続する人もいますが、1回の発作が続くのは、やはり数分なのです。

❸苦手を避けない

この病気では、デパートの地下のような人出の多いところ、映画館やトンネルのような狭いところ、雨の日に車を運転する時など、ある特定の場所や状況で気分が悪くなる人もいます。

そのため治療のおかげで発作が起こらなくなったのに、そういう場所や状況を避けたり、家族に付き添ってもらったりする人もいますが、これは誤りです。この病気は、しょせん「本能の空騒ぎ」ですから、絶対に命を落とすことはありません。薬をきちんと飲んでいれば、そういう場所や状況を迎えても、ごく短時間不快感がでるだけで、すぐに消えてしまうからです。ですから、お薬を飲んで発作が起こらなくなったら、徐々に苦手なことに挑戦するための行動療法を開始します。

たとえばデパ地下で気分が悪くなる人では、5分だけ「滞在」して、それに慣れたら15分に延ばします。たいていの患者さんは「少し気分がヘンになったけど、すぐ慣れてしまいました」という感じで、あれほど嫌だった場所やシチュエーションも平気になっていきます。

この病気になる人には、「自分は弱い人間だ、自分は一人では何もできない」という自己評価の低い人（4章115ページ）が多いようです。発作を恐れて、家族や友人に頼る生活を続けると、そういう自分にますます自信をなくしていくので積極的に行動療法をしましょう。そして、苦手なことをクリアしたら、自分をほめてあげましょう。

ポイント

1. お薬をしっかり飲む。
2. 発作が起こらなくなったら、苦手な場所やシチュエーションを避けない。

3 依存症

心の病のなかには薬物やギャンブル、セックスなどへの各種の依存症があります。とりわけ、アルコール依存症は最近女性の間で増えています。飲酒をするようになってから、依存症になるまでの期間は男性よりも短い特徴があり、20代から30代で依存症になる人もいます。

後ろのスクリーニングテストにあてはまれば、アルコール依存症の可能性があります。それは別に酒乱に限りません。仕事をするために、日常的に大量飲酒をしているという場合もあります。アルコール依存者の死因は、肝臓病にくわえて自殺、がん、心臓病などが多く、交通事故や溺死、焼死などの悲惨な場合が少なくありません。アルコールの乱用は平均余命を確実に10年短くします。かつてはアルコール依存症に合併する肝硬変や糖尿病のために、内科に入院してもらうケースも多かったのですが、現在では精神科で治療すべき心の病気と考えられています。

アルコール依存者が断酒するには、精神科医療とサポート組織（断酒会など）の両方の支えが不可欠で、一人で断酒することは不可能です（それができるのなら依存症ではありません）。大事なことは、アルコール依存症を治すのは本人の意志の強さというより、本人に酒を断つ意志そのものがあるかどうかです。つまり、酒はやめたいけれど、自分の意志では不可能だから人に頼る、というのが正解です。

依存症の方に、「アルコール依存症は心の病気で、専門医は精神科医ですから、精神科を受診して断酒会に入って病気を治しましょう」と言ったとき、「いや、自分でがんばって治す」という答えが返った場合、その人は断酒の意志がないので、いくら説教しても無意味です。

アルコール依存症のスクリーニングテスト（CAGE）

アルコール薬物問題全国市民協会（http://www.ask.or.jp/）から

あなたは今までに

1. 飲酒を減らさなければいけないと思ったことがありますか？
2. 飲酒を批判されて、腹が立ったり、いらだったことがありますか？
3. 飲酒に後ろめたい気持ちや罪悪感を持ったことがありますか？
4. 朝酒や迎え酒を飲んだことがありますか？

2つ以上「はい」ならアルコール依存症の可能性が高いといえます。

ポイント 依存症が心配な人が家族にいる場合、地域の精神保健福祉センターへ行って相談してみましょう（巻末資料205ページ）。

4 その他の病気と病名のもつ意味

❶睡眠不足と不眠症

働きながら家事も育児もするという女性は、睡眠不足になりがちです。また夜勤、日によって出勤時間が変わるフレックスタイム、裁量労働などの人も、ともすればカラダのリズムが不規則になって、寝たいときに眠れず睡眠不足になりやすいといえます。

人間は夜行性動物としてはつくられていないので、夜の遅い時刻に働くと、カラダのはたらきのリズム（日内リズム）が乱れ、時差ぼけのようなことが起こります。そうあってはならない時にお腹が減ったり、便をしなければならないときにトイレに行きにくいので便秘になったりと、内臓の働きに乱れが起こりやすくなります。

●●●睡眠不足とミス・事故

睡眠不足が美容と健康に悪いということは何となくわかっていても、仕事への悪影響は意外に知られていません。寝不足になると注意力の低下や居眠りが起こりやすくなり、ミスや事故が増えていきます。ヒューマンエラーの対策を考えていくうえでも、睡眠をしっかりとることが大切です。

眠りは命を守るために欠かせない

眠りは単なる休息ではなくて、命を守るための大事なはたらきを持っています。また寝不足はイライラの原因になり、年配の人には意欲の低下や抑うつ状態を引き起こします。若い人では、記憶力や集中力が落ちて学習機能が低下したり、感情をコントロールしにくくなったりします。

不眠症はうつ病かも?

読者の中には、不眠症の方がおいでかもしれません。眠れない人の多くは内科にかかって、睡眠剤をもらいます。実は不眠症の5割はうつ病で、わずか2割が本物の不眠症といわれています。もちろん、うつ病の不眠には睡眠剤はあまり効きません。

眠れないために内科にかかったのに「よく眠れない」と言う人はいませんか?

あきらめたり、逆に自分の判断で薬を増やしたりしないで、勇気をもって精神科にかかりましょう。不眠症を治さないで放っておくとうつ病になることもあり、「医者や薬には頼りたくない」などと強がりを言ってはいけません。

●●● 寝不足が不眠症を起こす

最近、遅くまで働くだけでなく、帰宅してからもパソコンなどで仕事をする女性が増えています。そういう人は寝不足になりがちで、実は不眠症になりやすいのです。

遅くまで働けば疲れて眠りやすくなると思ったら逆です。

眠るためには脳の興奮が冷める必要があり、それには一定の時間がかかります。夜遅くまで働くことが続くと、眠りたい時間に寝ようとしても、まだ脳が興奮しているから寝つけません。当然、興奮がさめて眠りにつくまで時間がかかります。

すぐ眠れない人では、眠気がくるまでフトンの中で読書するとか、テレビを見る人がいますが、脳が興奮するので逆効果です。眠りを誘うためには、フトンに入る30分~60分前からは何もしない方が良いのです。

本やテレビを見たいなら、いっそのこと、しっかり起きて見ましょう。寝床は寝る所で、けじめが大事。

●●● アルコールを睡眠剤がわりにしてはダメ！

「眠れないならアルコールを飲めば良いのでは?」と思っている人が多いのですが、これは常識のウソ！

確かにアルコールには眠りを誘うはたらきはありますが、眠りが浅くなります。簡単にいうと、夜中に酒が切れて目がさめて、また眠れなくなります。そして酒の量がだんだん増えていって、依存症になる危険があります。

筆者はアルコールそのものがいけないと言っているのではありません。日本酒で1日1合程度なら健康に影響しません（でもやっぱり寝酒はよくないのです）。眠れないからお酒を飲まざるをえないという人は、もうほとんど病気なので、迷わず医者にGO！

❷不適応（適応障害）

うつ病の仲間の病気です。就職や人事異動（自分や上司）、出向などの後、新しい人間関係や仕事になじめなくて、うつ病に似た状態（うつ状態）になります。症状や治療法、対応もうつ病と同じと考えてかまいません。

❸自律神経失調症

これは病気の名前ではなく、症状の名前です。

動悸やめまい、汗をかきやすいとか、冷えやほてりがひどいなどの色々な症状が一度に出てくると、自律神経失調症と呼びますが、それには「もとになる原因や病気」があるのです。

過労状態、大きなストレスを抱えている時、更年期障害、甲状腺の病気、心臓や血管の病気、そしてうつ病などのいろいろな病気があります。

内科で自律神経失調症と言われた場合、「その原因は何ですか？」と医師にたずねることも必要でしょう。

精神科でこの病名が使われるのは、本当はうつ病だけど、そう書くと本人が不利になると主治医が考えている場合と、まだうつ病かどうか診断がついていなくて、とりあえず書くための方便のケースがあります。

❹病名の意味

「えっ！　じゃあ、病名なんていい加減じゃん？」と思う方もいるでしょう。

診察室で患者さんに伝える本当の病名と、診断書に書かれる病名が違うことはよくあります。ご本人にとって大事なのは病名そのものではなく、医者が説明する内容なのです。仮に医者から厳しい病名を伝えられても、うろたえることなく、まずは説明をよく聴きましょう。

一方、周囲の人つまり上司や人事担当者にとって、診断書の病名は気になるところです。ところが診断書の病名から職場復帰の難易度や復職後の能力は予想できないのです。「自律神経失調症」という軽そうな病名でも、1年以上も復職がままならない人もいれば、「統合失調症」という重そうに聞こえるものでも、3か月後普通に職場復帰という人もいるからです。率直にいえば、休職時の診断書からわかるのは休業期間に過ぎません。

誰かがメンタルヘルスの悪化で休んだらしい時、病名を知りたがる人がいますが、個人情報保護法（52ページ）によって、病気などのプライベート情報は守秘されなければならないので、詮索してはいけません。

5 自殺と自殺未遂

❶自殺の意味

自殺はうつ病をはじめとした心の病によって正常な判断力が失われてとる行動です。中程度以上の重さのうつ病患者さんの5～7％が自殺を企てます。なり初めと治りかけの時期に多いことに注意しましょう。うつ病が重いピークの時期は、自殺を計画するエネルギーも枯渇している状態なのです。

スウェーデンはかつて、人口10万人当たりの自殺者が25人（現在の日本と同じ）となり、官民ともに危機意識を持ち、国家的な自殺予防プロジェクトを実施し、10年間で自殺者数を20％減らしました。今の日本なら年間6０００人以上の命が救われるということです。

❷職場の自殺の影響

ある年商22億円の小売事業所では、男女の愛情のもつれというプライベートな理由で、男性管理職が自殺しました。その直後から2名の女性社員がうつ病になって年商の5％近い損失がありました。一人の自殺は、同僚・友人・家族などの周囲の人間に心の病を引き起こします。直接的なきっかけがプライベートであっても、自殺は職場に大きな影響をおよぼす組織の問題なのです。

❸自殺未遂について

精神科医による対応がかかせない緊急事態です。あらかじめ地元の精神保健福祉センターか産業保健推進センターに問い合わせて、このような際に相談できる専門医を確認しておきましょう。「いのちの電話」からも役に立つ助言がえられます（巻末資料２０５ページ）。

睡眠薬を5錠飲む、カミソリで浅く手首を傷つけるというような、はた目には死ねそうもない行為でも、自殺を企てること自体が重大で、「周りの気をひくため」と考えたら大間違いです。自殺未遂の後は、すっきりしたように見える場合もありますが、適切な対応がなされないと、次にはより確実な死に方をとる危険があるからです。自傷行為では救急治療を受けることが不可欠ですが、その医療機関に専門医がいない場合、精神科への紹介状を書いてもらい、必ず家族などの付き添いのもとに受診させましょう。

❹死のほのめかしについて

俗説に、「死ぬ、死ぬという人ほど死なない」というのがありますが、これは大間違いです。死のほのめかしには「もう死んだほうがましだ」「死ぬほうが楽かも」などと直接的なものの他に、理由もないのに「私に何かあったら生命保険で処理してくれ」「自分がいなくなったら、あとはお前に頼む」という間接的な表現があります。

男性に多いケースですが、寝る時間以外はすべて仕事という人、たとえば通勤中も仕事のことを考え、持ち帰り残業が当たり前の人の場合、仕事イコール人生です。そういう方が、「仕事をやめたい」といった場合、ご本人の自覚はともかく、人生をやめるという死の間接表現の場合もあり、要注意！

いずれも自殺を考えている危険なサインで、話をそらしたり、励ましたりなどしないで、精神科に受診してもらうことが欠かせません。

ポイント 自殺未遂や死のほのめかしは緊急事態。ただちに精神科へ。

6 職場のうつ病対策

職場のメンタルヘルス対策は、いいかえればうつ病への対策です。「私はどう接すればいいの」という個人の目線とともに、職場全体で対応・対策をおこなうという姿勢が大切です。

❶うつ病のサインを理解しよう

うつ病の場合では、当の本人に「自分は病気だ」という自覚（病識）が乏しいため、周囲が気づくことが大事です。とりわけ管理職や先輩社員（職員）は、ふだんから部下や後輩の言動を観察して、「ひょっとしたらメンタルかも？」と感じるアンテナ感覚をもつことがポイントです。

●●● ケチな飲み屋サイン（図4）

人間の心を観察し評価するのは難しいため、仕事での変化を目安にすることが大切です。以前と比べて言動が変化するのは大事なサインです。めったに弱音を吐かない人が泣き言を

図4　ケチな飲み屋サイン

勤務態度の変化

- け　欠勤
- ち　遅刻や早退
- な　泣き言をいう
- の　能率の低下
- み　ミス、事故
- や　やめたいと言い出す

㊟ これが当てはまったら、心の病気というわけではありません。
まず、うつ病を疑わなければなりませんが、ローンや家族の問題などプライベートの悩みでこれらが現れることもありえます。

いうようになったら、それはうつ病のせいかもしれません。

ケチな飲み屋（ケチナノミヤ）というのは語呂合わせで、それぞれ、ケは欠勤、チは遅刻や早退、ナは泣き言を言う、ノは能率の低下、ミはミスや事故、トラブルの出現、ヤは「やめたいと」言い出す、の意味です。

欠勤、遅刻・早退

うつ病になりやすい人の特徴をひと言でのべると、周りに楽をさせる働き者の「よい子」（4章104ページ）というもので、欠勤や遅刻とは余り縁がありません。ですから、常習者は別として以前とは異なる欠勤、遅刻をみた場合、考えなしに注意・叱責をするのではなく、まず事情を聴くことに力を注ぎましょう。

能率の低下

2章で示したように、うつ病では知的能力は低下しません。しかし、考えがすすまず、判断に時間がかかって能率が低下します。特に業務量が増えたわけでもないのにパフォーマンスが悪化した場合、「がんばって！ しっかりしてね！」などと激励するのではなく、「ひょっとしてメンタル？」と考えてみることが大切です。

ミスが増える

うつ病の土台は慢性疲労ですから、集中力や注意力が長続きしなくなります。また不眠症もあるので、仕事上のミス、通勤時の事故が起こりやすくなります。でも、うつ病への知識が広まっていない現在、職場の同僚や上司は、病気になったなどとは夢にも思わないから、「何をやっているの、いったい！」などと叱責することになり、本人をますます追い詰めるという悪循環になりがちです。もちろん「改善策のレポート」などを書かせることは無意味です。現代の職場では、以前は問題がなかったベテランがミスをくり返した場合、うつ病や過労をまず考え、「どうしたの？」と話を聴く姿勢をもちましょう。

やめたいと言いだす、泣きごとを言う

特別なきっかけがないのに「仕事（会社）をやめたい」というのは、とても重大なサインで、時には自殺したい気持ちの間接的な表現ともいえます。終身雇用制は過去のものになり、「転職をくり返してキャリアアップしよう」といっても普通の人は、そうそう転職を考えるものではありません。

それまでガマン強かった「よい子」が、いきなり「仕事がきつい」「この仕事に向いていない」「お先真っ暗だ」と泣きごとを言うのは、うつ病のサインです。

❷管理職による受診・相談の勧め

上に述べた「ケチな飲み屋サイン」が見られた場合、職場にメンタルヘルスにたずさわる医療職（保健師、看護師、カウンセラーなど）がいる職場では、対応をまかせると良いでしょう。「私の同僚にこんな人がいて心配です。ぜひ相談に乗ってあげてください」という風に。

医療職のいない職場では、管理職が受診を勧める必要があります。「ケチな飲み屋サイン」がみられたら、「どうしたの？」と声をかけて、まずは事情を聴いてみましょう。そして「3つのい」（眠れない、食べたくない、疲れやすい）の有無を聴き出して、あてはまれば、あっさり受診を勧めましょう。（図5）

コラム　病院は危険な職場

産業医学の立場からみると病院は危険な職場です。有害な消毒液やガス、医薬品という名の劇薬もありますし、人によっては放射線もあびます。針刺し事故や結核などの院内感染の危険はいっぱいです。その意味では典型的な3K職場です。また職員が何百人もの製造業なら当然いるはずの産業医がいないケースも多いのです。つまり医療機関は職場の安全と健康という面で製造業よりも遅れており、課題が山積された職場といえましょう。

またメンタルヘルスが不調になった職員を、自分の病院のドクターに受診させる管理職がいますが、プライバシーの保持ができないので、これは適切ではありません。受診を勧める場合は、面倒でも別の医療機関にしましょう。また、身体の病気でも、自分の病院の医師が主治医の場合、お互いになれ合って、必要な検査、療養指導がなされないケースが目立ちますのでご注意を。

●●●批判や説教、説得は病気を治せない！

もしうつ病ならば、仕事ぶりの悪さは病気のために起こったわけで、医者ではない管理職はそれを治せないのです。ここでは情報を収集して医療に結びつける以外のマネジメントをおこなってはいけません。通常の業務における報告、連絡、相談には、指示命令、助言、批判や評価が当たり前ですが、メンタルヘルス管理では聴き役に徹しましょう。

●●●病気の判断をするのではない

「私は専門職ではないから、医療機関への受診を勧めるなんてできない」と思う人もおいででしょう。でも、上司がおこなうのは、病気かどうかの判断ではありません。「ケチな飲み屋サイン」は仕事の差し支えがあるかどうかの目安なのです。

こう考えてください。

図5　受診（相談）の勧め方の手順
上司も部下も手順を知ろう

ケチな飲み屋サインのチェック

↓

どうしたの？
もし私でよかったら、話を聞かせてくれない？

↓

3つの「**い**」のチェック

❶夜は眠れる？　❷食欲はある？　❸疲れがひどくない？

↓

それってメンタルの不調かもしれないね。
△△クリニックに受診（相談）に行ったら？
病気でなければ結構だし、病気なら治るから。

↓

ここだけの話にするわ。
でも、あなたの健康が悪くなりそうな時、
私が専門家に相談に行くけど、いい？

㊟ 点線内は最初に受診（相談）を勧めても実行されず、次回に勧める時に付け加えます。

…部下に「ケチな飲み屋サイン」が当てはまった。心の不調かもしれないが、自分にはわからないし、それを判断する立場ではない。だから受診や相談に行ってもらい、専門家に判断してもらうだけだ。病気でなければハッピーだし、病気なら治せばいいのだから……。

あくまでも「ケチな飲み屋サイン」というのは医学的な基準ではなく、勤務態度の目安です。いつもの部下に比べて、仕事ぶりに変化があるかどうか知るのは難しいことではなく、上司が毎日おこなうべき大切な業務といえます。

❸職場復帰のサポート

①診断書は出発点

「○月○日より職場復帰可」という診断書が出ても、それが自動的に進むのではないのです。考えれば当たり前のことで、たとえばプロ野球の選手がシーズン中に骨折して休業した場合、骨がついたからといって、いきなり試合に出るわけではありません。使わなかった筋肉は筋力を失い、固くなっているのです。ストレッチ体操や筋力トレーニングなどのリハビリをおこなって、軽いキャッチボールやランニングをしてから、本格的な練習を重ねて、ようやく試合復帰となるのです。

職場復帰でも同じようにウォーミングアップが必要で、いきなり元のように働かせるのは危険です。たとえば「はじめの3週は3時までの勤務、その後は定時まででしばらくは残業なし」などのような段階的な職場復帰が不可欠です。

公務員の場合には、給料をもらいながら半日で帰るようなことは、「公僕」という立場にふさわしくないということで、休業期間中に1〜2時間ほど訓練的な出勤（リハビリ出勤）をおこないます。民間企業でも、このリハビリ出勤の制度をとる事業所があります。この制度は、あくまでも本人の自発的な意志に基づいておこなうものであり、就業ではないので、何か事故が起こったとしても、公務災害は認められないことを、はっきりさせる必要があります。

②同僚個人が支えるのではなく、チームで

うつ病を治すことは主治医と患者との関係でなされますが、職場復帰を成功させて再発を防ぐことは本人だけの問題ではありません。復職を成功させるためには、組織によるチームの力が必要です。

こう書くと、「ただでさえきつくて精一杯の私たちなのに、復帰した人をサポートしなければならないの?」と内心、迷惑に思う人もいるでしょう。特に自治体職員には、復職者はその部署の仲間同士で助け合いすべきという風潮があります。けれど復職を成功させるためには、お

互いの助け合いだけでは困難です。産業医、保健師、人事担当者、そして、その職場管理者を含めた復職支援のチームが職場復帰のためのプログラムを作り、それにもとづいて業務を調整していくという組織的な体制が不可欠なのです。

③初回の職場復帰が重要

職場復帰がうまくいかなくて再発をくり返し、療養期間が長くなるほど職場への適応が困難になります。初めての療養、初めての職場復帰の時こそ周到な準備が必要です。うつ病の薬はよく効くうえ、再発予防の働きもあります。「ストレスがどうした、こうした」と妙に構えるよりも、まず、しっかりと受診を続けてもらいましょう。

❹どう接すればいいの？

①どのように口をきいたらよいのか解らない

叱咤激励はだめだということは解りますね。

それは簡単です。余分なことは話さないで、しっかりあいさつをすることです。

おはよう！　こんにちは！　などというあいさつは5章で述べるように、復職した人にとっては、「あなたの存在を大事にしているわ」という、心のあらわれとして感じられるのです。

仕事上の会話は、身体の病気の場合と同様に普通にすればいいのです。

②どうやってサポートしてあげればいいの?

繰り返しになりますが先に述べたように、それは個人で考えることではなく、管理者や復職支援チームがやることです。復職者の仕事のあり方で問題が生じたら、まず、管理者に話して、管理職の責任を果たしてもらいましょう。

③それでも何とかしてあげたいと考える方に

ここまで書いても、心の病気になった人、あるいはそれらしい人に対して、「何とかしてあげたい、どうしたら良いの?」と言う読者もおいででしょう。しかし何とかするべき責任のある人は、上司や専門家（産業医や保健師）と家族であって、同僚ではありません。

それでも「上司がいい加減だから……。上司に知られると不利になるから、私が何とかしてあげたい」と言う方もいるでしょう。

でも、他人の人生、しかも心の病気というものにかかわる知識と勇気をお持ちですか?

④安全配慮義務

働く人の安全と健康を守る義務があるのは、実は同僚ではなくて、事業所のトップ（社長、院長、校長、市長、園長など）と管理職です。そのことは民法、労働基準法、労働安全衛生法などの法律で決められています。この義務は安全配慮義務と呼ばれ、事業所のトップから管理監督者（管理職）に委ねられています。働く人にとってみれば、仕事の上で安全と健康が配慮される「権利」ということになります。

ここで過労死やメンタルヘルスに関係する安全配慮義務について述べますと、

- 勤務時間を把握しなければならない
- 管理職は部下の心身の健康状態を積極的に把握する責任がある
- 必要に応じて、勤務軽減措置をする義務がある

ということです。だから、タイムレコーダーなどで勤務時間が記録されていないのは違法なのです。勤務時間にしばりのない裁量労働制でも、時間の管理が求められます（厚労省通達）。

医療職ではない管理職の方が読めば、「私は医療職ではないから、部下のココロやカラダの健康を積極的に把握することなんかできません」と思うかもしれません。

ところが、それはちょっと違います。

世の中のお母さんについて考えてみましょう。

例えば、10歳の女の子が朝起きた時、「お母さん、なんか気持ちが悪い〜」と言ってきたら顔色を見て、「どうしたの?」と言って、おでこに手を当ててるでしょう。熱がありそうなら、体温計で測ります（健康状態の積極的把握に相当）。熱があれば「お熱があるわ！ 今日は学校を休んでお医者さんに行きましょうね」などと言って、学校を休ませて（勤務軽減措置に相当）医者に連れて行きますね。それと同じことです。

残念ながらうつ病体温計というものはありませんが、先に述べた、「3つのい」と「ケチな飲み屋サイン」という観察項目が、体温計代わりになるのです。

⑤管理職と個人情報の保護

病気については誤解や偏見が多く、とくに心の病気についてはそれがひどいので、病名などの個人情報を保護しないと、本人・家族はもとより主治医などからの信頼を失ってしまいます。その一方で、管理職は部下が再発しないよう安全に復職できるようにする責任があります。つまり安全配慮義務を果たして、同僚は理解と協力を惜しまないことが求められます。

●●● 適切な情報の共有が欠かせない

すべてを秘密にして、以心伝心で協力してもらえばいいのかというと、それは違います。今はどの職場にも発病者がいるので、3か月間手術も入院もしないで「自宅療養」ということになれば、「多分、メンタルで休んでいるのね」と周囲の人は思うでしょう。どの職場も最低限の人数で働いているので、長期間の休業が周囲に負担をもたらすのは当然です。

だから管理職がきちんと対応しないと、余計な噂が飛ぶばかりか、職場復帰の際に、周囲の協力が得られないことも起こります。また管理職自身も、復帰した部下にどう振る舞えば良いかわからないと、自分自身がストレスを抱えることになります。

そのために職場の安全や健康にかかわる産業医や人事担当者は、本人の同意を得て、病気にかかわる個人情報を管理職などに適切に提供しますが、これは個人情報保護法によって、きちんと管理される必要があります。

●●● 個人情報保護法

個人情報保護法を簡単にいえば、個人情報を第三者に伝える場合は、誰に（誰まで）、どんな目的で、どんな内容を伝えるのかを確認し、本人の了解を得なければならないというものです。

たとえば部下や同僚から離婚歴や、ある金額のローンがあることを教えてもらったとしても、それを無断で言いふらしたら道義上の問題だけでなく、違法ということになります。個人情報にかかわる噂話は、みだりにするものではないということです。

職場復帰に必要な情報は、病気が再発・悪化しないようにするために、上司はどのように配慮するのか、同僚はどのように協力すればいいか、ということに役立つ情報です。具体的には本人の「状態と能力」についてであり、当然、個人情報を含んでいます。もちろん具体的な病名が必要とされるわけではありません。

一般的には「長」のつく管理職に情報が伝えられ、その管理職から適切な形でスタッフに配慮すべき事柄を指示してもらうことが多いのです。

たとえば…、

課長「Aさんは、ストレス性の病気のため、ここ3か月休業されていましたが、再来週から復帰します。しかし、すぐに元のように働けないので、最初の2週間は3時で退社になります。また定時まで働けるようになっても、当面残業はできません。不調のときなど臨時の受診があるかもしれませんので、皆さん、よろしくご協力をお願いします。何か問題があれば、この私に直接ご相談ください」

というように。この場合、「ストレス性の病気」と遠まわしに言っていますが、その場合も、このような内容で話をすることの同意を事前に本人からとる必要があります。

「ケチな飲み屋サイン」があったので部下と面談したら、どうもおかしいので、職場の保健師や産業医などの専門職に相談したい。そういう場合でも、管理職は部下の同意を得なければなりません。「何か、あなたの事が心配だから、私が産業医と相談していいかしら?」というように。

ただし、先の図5のように「相談に行ったら」と部下に直接勧めるのは誰の許可もいりません。

以上のように個人情報保護法では、健康にかかわる情報を他人に伝える時は、本人の同意を得る必要があります。またメンタルヘルス対策にかかわる専門職や人事担当者は、情報を伝えた現場の管理職にも、個人情報を守るように徹底しなければなりません。

逆にいうと、本人が了解すれば、病気の情報を全員に伝えてもかまいません。もちろん強要はダメですが。

2章

職場のストレス

1章では、心の病は脳が過労状態になって、仕事やプライベートのストレス（良いことも悪いことも含め）を引き金にしておこることをお話しました。ですからストレスについてよく知っておく必要があります。ストレスを「早期発見」できれば、問題の解決や気持ちの切り替えで病気を防ぐことができますし、病気になりかかっても早めの受診ができるわけです。

ストレスについての知識→ストレスへの気づき→問題解決・早期受診

●●● 人間関係のモヤモヤだけではない

ストレスというと、対人関係のモヤモヤ（葛藤）のことだと思っている人がいますが、それは多くのストレスの一つに過ぎません。人間関係は悪くはなくても、仕事そのものにも多くのストレスがありますし、女性は男性と比べて家事、育児、介護のような家庭にかかわるストレスを抱えています。

みかけは人間関係のストレスのように見えて、その背後には仕事や職業そのものからくるストレスが横たわっていることが多いのです。

●●● 必ずしも良い悪いではない

よくストレスを善玉と悪玉にわける人がいますが、必ずしも分けられるものではありません。ストレスがおこす結果がどうなるかは相対的なものです。ある人にとっては、結婚や就職という人生の晴れの舞台がストレスにもなりえますし、癌を克服してひと回り大きくなった人もいるはずです。

ストレスといっても、別な面から見れば成長するためのチャンスでもあります。

1 デイリー・ハッスル ——ちりも積もれば山となる

特別なトラブルがあるわけではないけれど、毎日毎日、なんだかんだと余計な出来事があって、予定外の仕事が増えて、疲れてイライラする。こういうストレスをデイリー・ハッスルといいます。

少し家を出るのが遅れたら、渋滞に巻き込まれてイライラし、急いで職場へ駆け込んでハーハーした。朝の打ち合わせで、後輩が風邪で一人休んでいることがわかった。来ているはずの書類やメールがまだで、問い合わせた。ようやく帰れるかと思ったら、急な仕事が飛び込んだ、などというありふれたものです。

けれど、ちりも積もれば山となるように毎日の仕事の小さなストレスであっても、脳は疲労、緊張して仕事をする能力もすりへっていきます。職場のメンタルヘルスが悪化する大きな原因の一つで、ストレスの王様ともいえます。

❶正社員（職員）のデイリー・ハッスル

現代の正社員は自分自身の業務に加えて、非正社員（職員）に対してあたかも管理職のような仕事をする責任があります。仕事のやり方を指導し、教育する。非正社員がミスをしていないか仕事を点検し、トラブルに対応することもあります。最近の製造業では複数の生産ラインで全員がパートやアルバイトという部門もあるため、予測不能のできごとに対処する構えが必要となります。

また、アルバイトの場合は急な欠勤も少なくないため、正社員が穴埋めするなどの予期しない残業もあります。小売業では正社員の比率が10％以下で、非正社員の多くは女性です。年若い男女の社員が、年上のパート女性たちの人間関係の調整をする仕事もありますが、これはなかなか大変です。

つまり、社員として本来の業務をしながら、教育、点検、監視、管理という別な業務を同時並行していくわけで、ミスがないように集中力を高める必要があり、デイリー・ハッスルの原因となります。

❷非正社員（職員）のデイリー・ハッスル

事例

Aさん（43歳女性）は小さなスーパーマーケットのパートタイマーです。

まず朝出勤して本社からのファックスを読みながら、レジやパソコンなど機械類のスイッチを入れます。商品を運んでくるトラックが来たら、レジの仕事の合間をみて、搬入する人の手伝いをして棚に並べていきます。陳列した商品の列が崩れれば、すかさず並べなおしをします。バーゲン商品は売れ行きが速いから、しょっちゅう補充して並べなおす必要があります。売れ残り商品の値引き額を考え、値札を貼りかえます。

レジではキャッシュのやりとりだけでなく、タイミングを見計らい、お客さまに提携生損保やクレジットカードに加入していただくという営業活動もします。運よく加入してもらえれば、書類手続もこなします。レジにはいろいろな苦情が来ますから、頭をキチンと下げて丁寧に対応し、業務が滞りそうならバックアップの人を手配もします。

それだけではありません。ご近所の高校生の面接をして、アルバイトで採用するかどうかの判断もします。採用したら、あいさつの仕方からはじまって、長すぎる爪などをチェックして身だしなみを整えてもらいます。魚や野菜の売り方、値引きのコツも教えていきます。

毎月本社に提出する経営資料をパソコンで作るのですが、持ち帰り残業になります。

朝から退社まで、きりのない仕事がこれでもかこれでもかと続いていきます。正社員と同じ仕事をして同じような責任を負い、時給換算でいうと正社員の5分の2以下の給料で働き、もちろん社会保険や失業保険もありません。

今日では非正社員が昔の社員と同じ仕事をして、今の社員は管理職手当のない管理職なのです。さらに正社員がほとんどいない職場では、先輩のパートが新人パートに仕事を教えるということもしばしばです。

❸不適切な指示・命令

上司からのあいまいな指示・命令はデイリー・ハッスルの原因で、時に大きなストレスとなります。詳しくは6章（171ページ）で述べます。

2 配置転換

あ〜、腐れ縁が切れる？

皆さんは、今の職場から異動になるとどうですか？

「良かった。あの課長と縁が切れるなんてサイコー！」という人もいるでしょう。教師の転任のように同じ仕事を続けるならば、新しい対人関係になって今までの腐れ縁がなくなるチャンスかもしれません。一方、対人関係に敏感な方（4章115ページ）では、新しい上司や同僚となじむための苦労が予想されるでしょう。

同じ仕事を続けるにしても、新しい人間関係になじむにはエネルギーが必要で、ストレスになります。

目じりに小じわのよった新人？

これが、違う職種に異動する場合（異職種配転）、たとえば営業の仕事をしていた方が人事部になるとか、消化器科の病棟で働いていた看護師が耳鼻科外来に異動することになると、もっと大変です。そこには、新しい仕事を覚えながら人並みの目標をこなす負担があるのです。

異職種配転では、それまでの技術と経験の蓄積を捨てなければなりません。赴任する人は、「新人に戻ったつもりで一から始めます」などと謙虚に発言しますが、まわりは誰も新人扱いしてくれません。そればかりか経歴＝賃金に見合った仕事の責任やノルマの達成を1日も早く求められるのです。本人は口には出しませんが、ミスや失敗をしないかと新人同様に不安を感じています。年をとった分、物覚えは悪く、自分より年下の人から仕事を教わるなどで、新しい職場の雰囲気になじむのに時間がかかり、それが大きなプレッシャーになってくるのです。

●●● 自尊心の喪失が起こりやすい

その結果、それまで職業人として培われてきた誇りを失ってしまい、焦り、ミスへの不安、自信喪失、周囲に迷惑をかけているのではないかという自責の気持ちなどのマイナスな感情を持つことがしばしば起こります。異職種配転をきっかけにうつ病になって、退職する例は少なくありません。

もちろん経営上で異職種配転が必要なこともありましょう。その場合、研修や教育を制度化し、標準的な目標達成が求められるまでの十分な期間をおくような対策が必要です。異動によってこうむる精神的負担にきちんと対処できるような支援体制をとることが求められます。つまり、はじめからメンタルヘルスの不調がおこることを見越して対応することが大切ではないでしょうか。

3 人員削減

10人の職場が人員削減で9人になった。すると、1人分の仕事はどう増えるでしょう？「100の仕事を10人で、ひとり10ずつやっていた。9人になったのだから100割る9で1人当たり11・1、つまりは11％増えるね」と考えたら大間違い。

経験年数、職場教育の度合い、それまでの上司の指導のあり方などによって、仕事の能力には一人ひとり差があります。

たいていは、1人は標準以下の能力の人、8人は可もなく不可もなくの標準の人、1人は標準の1・5倍働ける人となっているでしょう。ここで可もなく不可もなくの人が1名減ったとしたら、残りの人がかぶる負担は絶対に平等ではありません。可もなく不可もなくの人たちは標準的な仕事の増え方で、標準以下の能力の人は今までのまま、能力のある人は標準以上の負担が、などという感じになります。もちろん人員削減と同時に、効率よく働くための業務改革がなされて、ムリ・ムダがなくなれば別かもしれませんが、仕事というものは思ったようには動きません。

ほうっておけば、それまで以上に仕事の負担に個人差が出るわけです。仕事のできる一人に多くの負担がかぶさり、その人がもしうつ病になりやすい条件を持っていたら、発病することもありえます。

4 昇進・昇格

●●●おめでたいのに

欧米に比べれば遅れていますが、それでも女性が管理職になる時代がやってきました。男女機会均等の証拠であり、責任は重いけれど自己実現したと思うのも自然ですが、昇進・昇格は昔から大きなストレスとみなされています。

スポーツの世界では監督やコーチは選手の仕事はしません。現役を引退した形でチームと選手のマネジメントに専念します。まれに選手の仕事をしながら監督やコーチをするケースもありました。これをプレイング・マネージャーといいます。

名選手でいたかった

昔の大きな会社では課長といえばマネジメント専門であり、管理・監督に専念していました。ところが現代では名ばかりの管理職が増えています。業務のほとんどがプレイヤーの仕事、つまり一般社員（職員）の仕事であるのに、残業代を支払わなくてよいということで、形式的な管理職につける職場がたくさんあります。名ばかりの管理職とはいっても、少ない人数で仕事をするために、結局は仕事の予定を管理したり、指示・命令というマネジメントをしないと仕事は回りません。

ところが一般社員としての能力や資質と、管理職のそれとはまったく違います。「名選手、必ずしも名監督にあらず」という表現が、ずばり当てはまるのです。

昇格したとたん、指示や命令、より上級の管理職との打ち合わせなど、慣れない仕事に苦労するわけで、「ああ、昔のように自分の仕事に専念できた頃に戻りたい！」とため息をつく人もいるでしょう。

5 犯罪的ストレス

犯罪的なストレスには、セクシャル・ハラスメント（セクハラ）とパワー・ハラスメント（パワハラ）があります。ここではスペースの関係上、パワハラについて述べましょう。

上司が部下に対して地位を悪用して、暴力的な言葉や態度によって嫌がらせをするのがパワハラで、和製英語です。ボスハラという人もいます。

嫌がらせといっても、「そんなこともできないなんて、新人以下だ」というような微妙なものから、無理なノルマや課題を与える、怒鳴りまくって言葉の暴力で部下の人格を傷つけるという悪質なものまであります。雇用不安の時代ですから、逆らったらリストラされるという恐怖心で何もいえないことをいいことに、心身ともに追い詰めていく人もいます。

自分自身がパワハラを受けなくても、被害にあっている同僚を目の当たりにすると、とても不快な気分になるものです。パワハラは経営の観点からいっても人的経営資源（人材・人財）を損なう犯罪行為といえましょう。

上司からのパワハラがいきなり出てくるとはかぎりません。徐々に、そうとは気づかない形で部下を追い詰めていく場合もあります。

パワハラ上司のチェックポイントは次のとおりです。
①はじめは自分の自慢話をきかせる。
②次は部下に対するライバル視が現れてくる。
③そして嫉妬心から、部下の業務を妨害するようになる。
④他人には聞こえない場所などで、言葉の暴力を使ってくる。
パワハラを受けた場合、別な上司に相談する、労組に対処を求めるなどの対策も必要です。

6 ジェンダーのストレス

性別役割のストレスで、女性は家に帰っても、家事、育児、介護という「仕事」が待ち受けています。パートナーが仕事にのめりこんでいればいるほど、女性に負担がかぶさってきます。わが国の場合、とりわけその傾向が強いといえましょう。

本書では、これらを細かく述べる余裕はありません。家庭内暴力、配偶者間暴力などの問題がおこった時に、相談する機関を巻末にまとめましたので、ご利用ください（２０５ページ）。

7 複合ストレス

ストレスというものはたった一つでやってくるわけではありません。看護師でいえば、師長に昇格して大忙しになったとたん、実父が痴呆になって、高校生の息子が退学したいと言い出した……など、組み合わせは数限りなくあります。

ここではメンタルヘルス氷山の三角（図6）というのをあげましょう。ストレスが適切に処理されていない職場では次のような現象が生じ、これらがからみあってストレスを大きくしていきます。

❶ミス・事故の増加

メンタルヘルスの悪化した職場では、ミスや事故も増えていることが多いのです。それは心

図6　メンタルヘルス氷山の三角

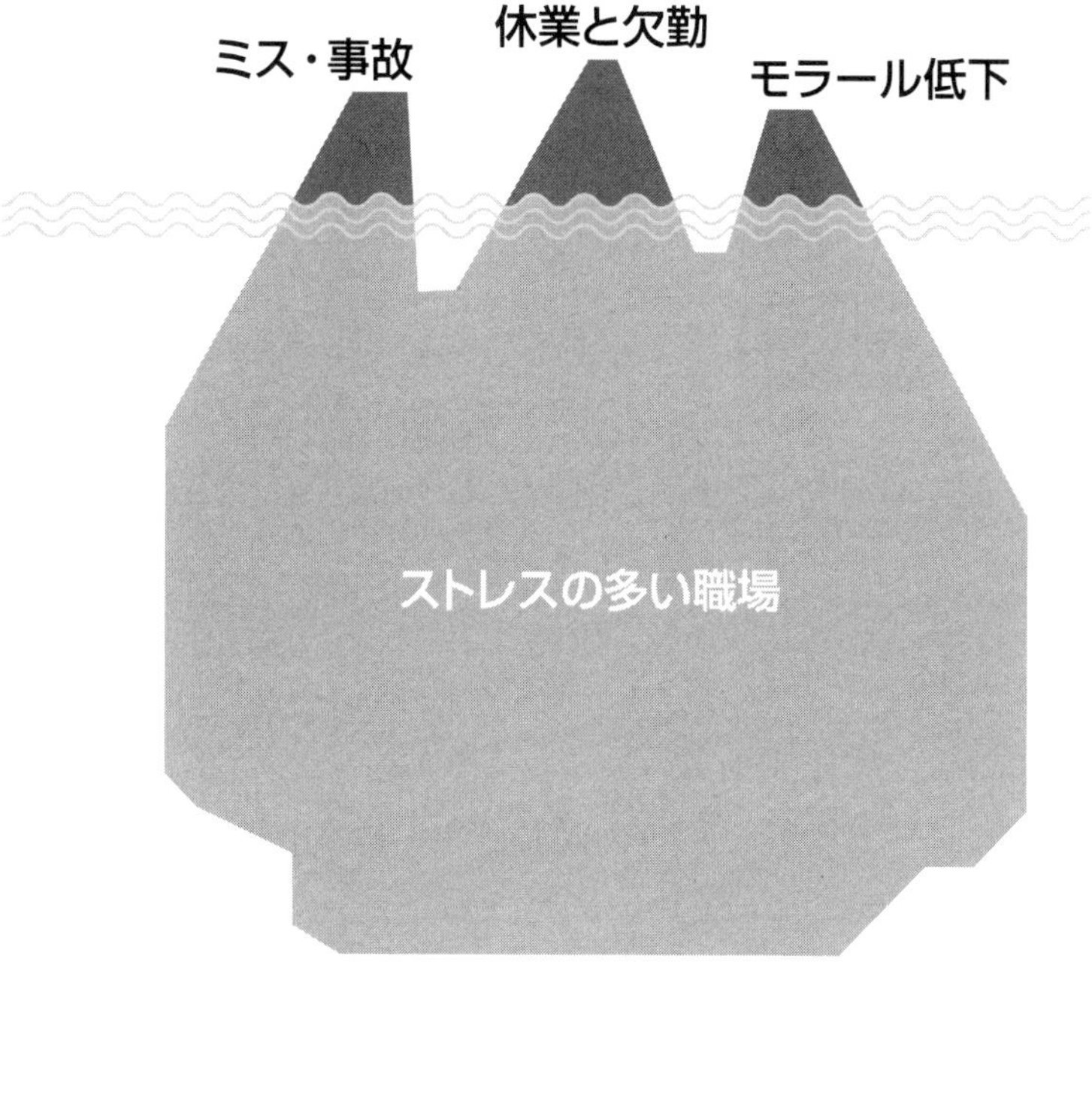

の不調をきたした人がおこすだけでなく、寝不足の人によるミスが増えてくるからです。

❷モラールの低下

メンタルヘルスの悪化した職場ではモラールの低下も生じます。セクハラやパワハラ、いじめ、アルコールをはじめとした各種の依存症、そして職場の不倫です。不倫が愛か愛でないかの議論は別にして、本人同士は隠しているつもりでも、「ばればれ」なのが現実で、職場の秩序が崩れていきます。

教育界では、教師のメンタルヘルスの悪化が急速に進んで、病気による休職者5200人余のうち心の病は48％を占めて、10年前の2・2倍。同時に教員の不祥事も増え、「補導した女子生徒の携帯電話の履歴をたどると教師にあたることが多い」と文部科学省が報告するほど（日経定時ニュース）です。兵庫県では2003年の前半で5名の教師が懲戒免職になりましたが、いずれも教え子と同じ年恰好の女生徒を買春したという犯罪でした。

❸メンタルヘルスの悪化による休業

当然のことですが、このような職場ではメンタルヘルスの悪化で発病者が増えて、休業による負担が周囲に広がっていくのです。

8 ストレス反応とは？ ―― ドキドキ・ハラハラの交感神経モード

人間はストレスにさらされると、それを克服しようとして考えたり行動します。いずれにせよ、ストレスを乗り越えるためには、身体のはたらきを交感神経モードにする必要があります。交感神経モードでは、人間の心と体は、色々なホルモンや交感神経という自律神経をつかい、次のようにストレスに向き合うのです。

❶心を目覚めさせ、集中力を引き出す

気合いを入れて仕事に立ち向かっていくときには、心を目覚めさせ、集中力を引き出すはたらきが現れます。

❷血の流れが良くなる

当然、心臓の働きが活発になり、しゃきっとしてモノを考えようと脳の血の流れが増えます。また、たたかったり逃げたりするために手足の筋肉の血の流れも増えます。

そのためには心臓を速くうごかし、脳や筋肉の隅々まで血が流れるように血圧を高めます。

❸ストレスに気づくとは限らない

ストレスを乗り越えるための交感神経モードがグッとはたらくと、夢中になって半日くらいは食べなくても済んでしまいます。

さらに大脳の皮質とよばれる浅い部分は、ストレスに出合った時の癒し作用ももっています。だから大きなストレスがあっても、それに気づくとは限りません。

たとえば受験というかなりのストレスがぶつかってきても「将来に期待して今はがまんしよう」「今の苦労がやがては実を結ぶのだ!」とがんばります。人間は動物と違って、大きな大脳の前頭葉というクッション（緩衝装置）がそういう割り切りをして、ダメージを減らしてくれます。こういう時期はストレスに立ち向かっている時期で、ストレスが軽いままか、それに向き合う能力が高まっていけばなじんでしまい、ストレスは乗りこえられ、人は成長するのです。

しかし、脳のクッションで対処できないほどのストレスがかかった場合や、頑張りすぎて度を超した長時間勤務が続くと、交感神経モードが異常に強くなり、不快なストレス反応を引き起こします。

- 集中力と緊張感が高まって目がさめ、やがて不眠に。
- 呼吸と脈が速まり、息苦しさと動悸が激しくなる。手足が冷えて汗をかき、血圧が高くなりっぱなしになる。
- 食欲不振となる。

また、ひどくなると、のどが詰まった感じや、クラクラするようなめまい感、お腹の不快感もでてきます。こうなってくるとストレスに打ちひしがれた状態といえます。つまり病気になったのです。すると今度は、結果として生じたこれらの不快な症状が、新たなストレスのタネになり、悪循環が発生するわけです。

これらのストレス反応のうち、超重要なのが不眠で、うつ病のカラダの症状の目印にもなっているので覚えてください。

9 ストレスにあうと人間はどう行動する？

人がストレスにあった時にとる行動を対処行動（コーピング）といいます。これには大きく分けて、問題に対処することと心の持ち方を変えることの二つがあります。

❶現実の問題に向きあう（問題中心型コーピング）

ストレスとなっている問題を解決しようと行動することです。問題の根本的な解決が図れなくても、ストレスの重荷は軽くなります。

事例

子どもが大学に入って子育てが一段落したとたん、同居している夫の母が痴呆になって働けなくなりそうだ。➡ 病院に受診し介護保険の認定を受けて、通所リハビリテーションに通ってもらうことにしたので、とりあえず働けるようになった。

❷心の持ち方を変える（情報中心型コーピング）

ストレスとなっている問題に働きかけることはしないで、気の持ち方を切り替えることです。問題の見方、解釈の仕方を変えてしまうもので、やり方によっては強力なストレス対処法になります。もちろん状況はなにも変わっていませんが。

事例　直面する問題から目をそらす、距離を置く

副看護師長（係長）は私を責める…、こんなにがんばっているのに……。私は彼女（彼）とは相性が合わないんだ。いちいち受け止めていたらきりがない。これからは責められても聞き流してしまおう。やるべきことはやっているのだから……。

事例　問題を無視してしまう

最近、お腹が張って苦しいので産婦人科を受診した。入院して精密検査の結果、卵巣癌で、それも手遅れで余命1年だという……。何ということ！　癌だなんて、そんなのは認めない。そんなの関係ない……。私はずっと生きていくのだ。

死のような避けられない巨大なストレスにさらされた場合、その人らしく生きるために問題を無視してしまうのも、人間らしい生き方かもしれません。

2つのストレス対処の仕方のどちらかが良い、悪いとはいちがいには言えません。たとえば、余りにもひどい職場の場合、現実の問題を解決しようとひとりで奮闘すると消耗しきってしまうこともあります。

❸自己評価が低い人は病気になりやすい

ストレスの乗り越え方には色々ありますが、自己評価の低い人つまり、「自分はダメな人間だ、自分には良いところが無い。自信がない」などと謙虚過ぎる人（4章115ページ）は、ストレスにさらされると病気になりやすいといわれています。

➡ でも5、6章を読めばダイジョーブです。

10 仕事のストレスを減らすには？

仕事のストレスの度合いは、仕事の要求度と裁量度、そして上司や同僚によるサポート（支援や助け合い）によって決まり、これを仕事の要求度―コントロールモデル（図7）といいます。分子が要求度で、分母がその仕事への裁量度です。ストレスへの誤解の一つとして、管理職ほどストレスが多いというのがありますが、それは違います。一般的には管理職は、より上の管理職から求められる責任が大きいのですが、仕事の段取りを決めたり、部下に仕事を割りふる権限が大きいので、結果としてストレスはあまり大きくなりません。むしろ権限のない名ばかりのプレイング・マネージャー（65ページ）は、一般社員（職員）に比べて責任ばかり大きくて、権限があまりないのでストレスが大きくなります。

しかし、どのような仕事の負担であっても、上司や同僚が支援してくれる場合、ストレスは軽くなるのです。ここで上司の支援というのは仕事を手伝ってくれるという意味ではなく、相談に乗ってくれて適切な指導・助言をしてくれるという意味です。

昔も今も、同僚同士は助け合い、適切な助言・指導をしてくれる上司がいる職場は、辛い仕事であってもストレスは減るのです。

図7　仕事のストレスはどう決まる？

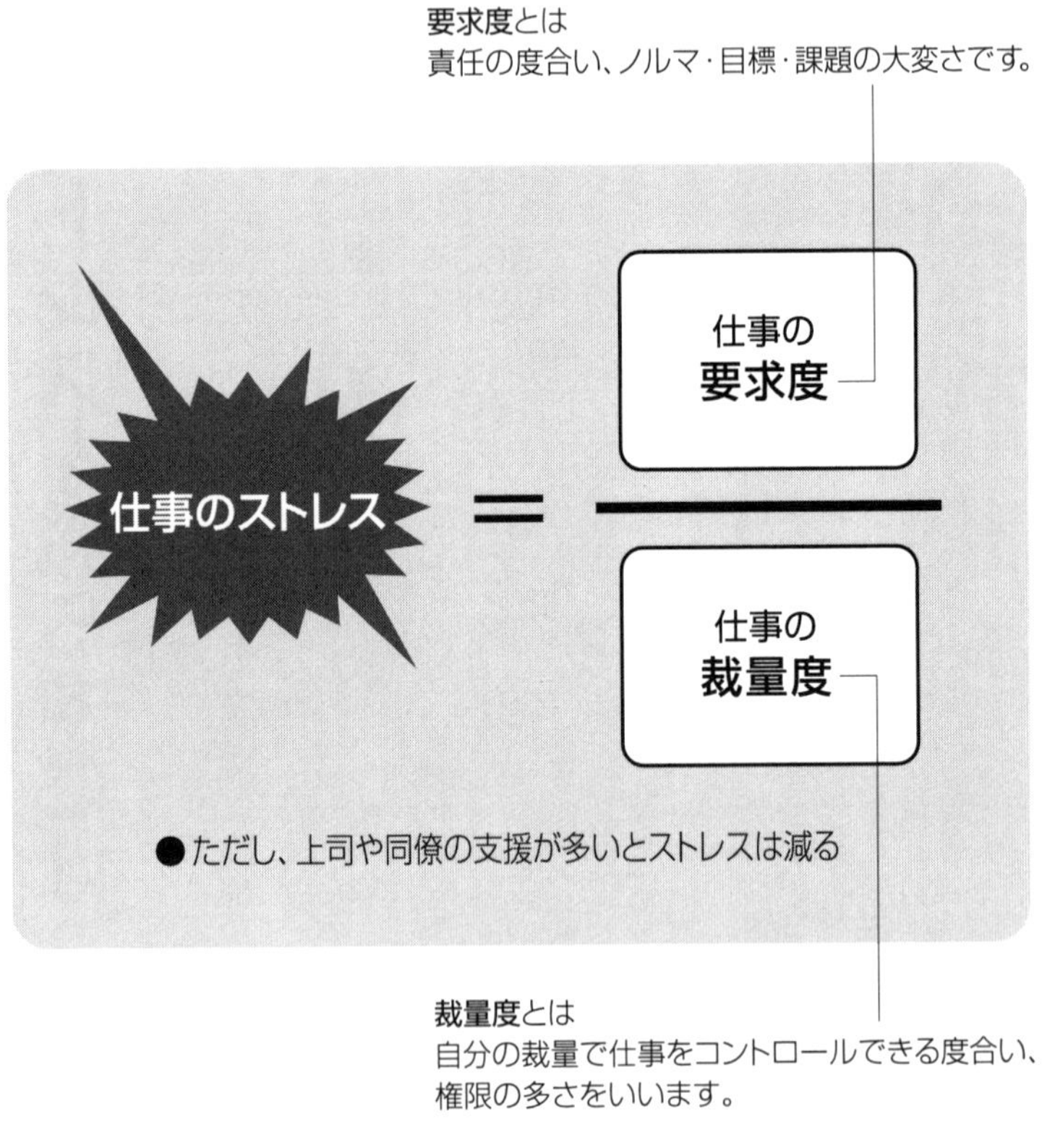

要求度とは
責任の度合い、ノルマ・目標・課題の大変さです。
仕事のストレス
＝
仕事の
要求度
仕事の
裁量度
●ただし、上司や同僚の支援が多いとストレスは減る
裁量度とは
自分の裁量で仕事をコントロールできる度合い、
権限の多さをいいます。

3章

感情を抑えるストレス

——女性と感情労働

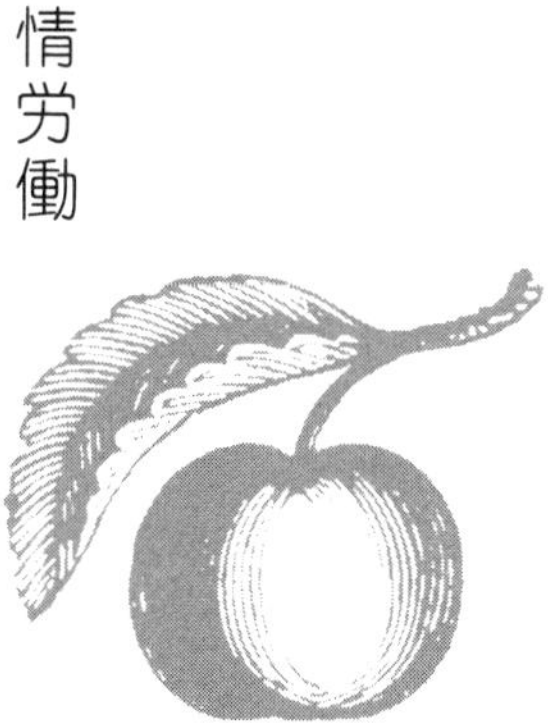

かつては、仕事というものは肉体労働と頭脳労働の2つに分かれると考えられていました。現代では、どんな仕事でもこの2つがからみ合っています。

工場で電子部品を作る人は、目や首、肩を酷使しますが、機械や設備の整備点検についてのプロフェッショナルでなければ仕事になりません。時には専門書を読み、研修やセミナーを受け、自分の技能を磨きあげる点では頭脳労働です。

製薬会社で新しい抗がん剤を開発している研究者は、頭脳ばかり使っているようにみえます。けれど実験室では朝から電子天秤を使って試薬を調合し、動物実験をおこない、データをパソコンで処理し、夜遅くまで医学会での発表の準備をします。実験によっては徹夜になって、眠気をがまんして実験に集中し、ミスをしないようがんばる必要があって、こういう面では肉体労働です。

1 感情労働というコトバを知っていますか？

最近、肉体労働と頭脳労働のほかに、感情労働というものがあることがわかったのです。

感情労働とは米国の女性社会学者であるホックシールドが名づけたものです。

感情労働とは、感情が大きく関係する仕事で、はたらく人は自分の感情を管理する必要があります。感情労働には次のような特徴があります。

- 面と向かって、あるいは電話などによる顧客やクライアント（顧客やクライアントでピンとこなければ、お客、ユーザー、児童・生徒、園児、患者、入所・通所者などなどと読み替えてください）との接触がある。
- 顧客に対して、満足感、感謝や安心・信頼の気持ちのようなプラスの感情をひき起こすことが求められる仕事。
- 管理者は指導・教育、監督を通して、はたらく人の仕事における感情をコントロールする。

❶感情労働が含まれるのはどんな仕事？

現代では、いろいろな仕事に感情労働が含まれています。医療（看護師）、福祉（介護福祉士、ソーシャルワーカー）、保育（保育士）、教育（教師）、自治体職員はもちろんです。さらにスーパーやコンビニのレジ、レストランのウエイターやウエイトレス、金融機関の窓口担当者（銀行員）、スチュワーデス、理容師・美容師、化粧品の美容部員、各種商品の電話サポート業務、そしてさまざまな営業職…などなど。以上を対人サービス労働といいますが、人間を相手にする仕事にはすべて感情労働が含まれます。要するに女性の多くがつく職業には、程度の差はあっても感情労働が含まれているのです。

自分の感情を抑えて、顧客に満足を与えるために笑顔を振りまき、適度な威厳で信頼感や安心感を高める。これがうまくいけば仕事の成績が上がる、というわけで、感情労働に携わる人は自分のホンネの感情を抑えるかわりにお給料をもらっているといえましょう。

❷ホンネの感情を抑えるとは？

たとえば教師の場合、授業が始まったにもかかわらず、自分を無視して教室を走り回ったりする子どもたちがいます。ホンネでは怒りを感じ、「自分の力で、この場がおさめられるかしら？」と不安を感じたとしても、それをストレートに表わすわけにはいきません。

教師として威厳を保ちながらも、優しく子どもを説得する必要があるわけで、自分の怒りや不安の感情をコントロール（感情管理）することが欠かせません。子どもといえども教師の言葉だけでなく、口調や表情、態度を読むことができるので、ヘタなことはできません。

❸感情のコントロールで脳は疲労する

自分の感情をコントロールし、顧客に満足感や感謝の気持ちを起こさせることは、仕事の喜びをもたらすと同時に、本当の自分の気持ちを抑えつけ、ある意味では「偽りの自分」で演技し続けるのですから、脳は多かれ少なかれ疲労して、仕事をするパワーを消耗させていきます。

感情労働による脳の疲労や消耗を回復させないで、がんばりすぎると、次の事例で述べるような「燃え尽き」やうつ病、各種の依存症になってしまうこともあります。

それでは事例をみてみましょう。

2 事例 燃えつきそうになって

●●● 若い看護師の大和田さん

看護大学を卒業した大和田みなみさん（23歳）は、消化器科の病棟に勤めて2年目でした。まじめでがんばり屋の彼女は、しっかりした看護記録を書こうと、日勤でも夜10時過ぎまで残る（3交代制の場合、日勤は5時まで）ことが多かったし、同僚が病気で休んだときは、休日であっても快く出勤を引き受けるほどでした。

暑い夏のある日、末期胃癌の女性神永さん（38歳）が入院してきました。2度目の入院で、今度は死を看取ることになるだろうと噂されて。担当看護師を決める入院カンファレンスの時、先輩看護師たちがしりごみする中、大和田さんは神永さんの担当に志願しました。

●●●優しい叔母に似ていた

神永さんは3年前に交通事故で急死した大和田さんの叔母に、どことなく雰囲気が似ていたからです。妹のように可愛がってくれて、看護大学へ進学することを勧めてくれたのも叔母でした。大和田さんが密かに看護に私的な思いを込めたのも、こんな理由があったのです。神永さんは夫と離婚寸前で（子どもはいない）、両親も病弱で付き添いに来られないこともわかりました。

孤独な神永さんを支えようと、大和田さんは超多忙な業務の中、少しでも時間をつくり、病室を訪れたり、皆に内緒で花を買ってきたりもしました。神永さんはとても遠慮がちでしたが、やがて二人はうちとけていき、大和田さんは報われる思いをしました。

共感しようとがんばった

ところが9月の初め頃から、神永さんのお腹には腹水がたまるようになり、苦しさを訴えるようになってきました。心をこめて看護をしても以前と比べて口数が減ったので、大和田さんは苦痛を取り除けない自分に無力さを感じ、なにか落ち度があるような気もしたのです。

だから一層がんばって、時間をかけてきめ細かな看護を心がけたのですが、他の患者さんとの看護に差をつけるわけにはいきません。いきおい帰宅するのが遅くなって、疲れが抜けないようになっていったのです。

ショックを体験

そんなある日、主治医が苦痛を取り除くために腹水を取り除くことになり、その介助につきました。大和田さんは、水がたまって妊婦のように張った白いお腹に針が刺されるのを見た瞬間、まるで自分のお腹に針が刺されるような感じがして、思わず目を背けてしまったのです。処置の後、神永さんは、とても楽になったと言って深い眠りにつきましたが、ビニールパックにたまった3リットルもの薄赤い腹水を処理したとき、「人間の身体にはこんなことが起こるのだ」と恐怖心がわきあがってきました。

その晩、大和田さんは針が刺さった時、目を背けた自分を反省し、神永さんの心にもっと向きあうべきだったと考えました。でも腹水を処理室に運んだ時の、なんともいえない恐怖心を思い出すと、なかなか寝つけなかったのです。

数日もしないうちに、神永さんのお腹はもとのように張ってきました。腹水はたまりつづけているからです。

●●● こんなはずでは?

苦しさと苛立ち、不安におののく彼女を支えようと大和田さんはたびたび病室を訪れ、ベッドの傾きを調節したり、お腹の湿布を張り替えたりもしました。けれど、何も言わずに額にしわを寄せて目を閉じている彼女を見ると、その病室を訪れるのが次第に苦痛になっていったのです。

●●● 眠れない日々

自分を励ましても気力がわかないうえ、神永さんからのナースコールにはとても緊張し、何かミスをしないかと不安に襲われます。そんな風に感じる自分がとても嫌でしたが、家に帰っても食欲はでないし、身体のだるさがとれません。夜、寝床で神永さんの最期の日を想像してみますと、寂しく恐ろしいのと同時に、看護師らしい態度を保てるのか心配になってきました。

そんな風にしてよく眠れない日々が始まったのです。

ある日のカンファレンスで、神永さんの余命は3週間前後ということを知りました。だから白衣の天使らしくない気持ちになったことを恥じて、プロとして手厚い看護を施そうと気持ちを切りかえました。

けれど行動に移そうとしても気力がわきません。翌日、入浴できなくなった神永さんの身体を拭こうとしたら、「ほうっておいてちょうだい、1人にさせて！」と予想もしない口調と言葉が……。

ぐったりと打ちのめされた気分で歩いていると、涙がにじんで目の前がボーッとしてきました。

●●● 熱いコーヒーと涙

そんな彼女を見つけた看護師長は、大和田さんを抱きかかえるように師長室に連れて行き、優しくわけをたずねたのです。

「そういう状態の患者さまはね、いろんな感情をぶつけてくるのよ。仕方がないことなのね」と言って、熱いコーヒーをすすめてくれました。大和田さんは思わず泣きじゃくってしまいました。

ようやく一段落した時、看護師長は、「あなたの様子に気がつくのが遅れてごめんなさい。それでは身体が続かないわ、年休も取ってないでしょう。1週間休みなさい、これは業務命令ね！」と言ったのです。

大和田さんは、反論しようとしましたが、なぜかホッとして全身の力が抜けていきました。

その後、大和田さんは看護師長の支えもあって、神永さんの死を乗り越えて元気に働いていますが、今でも思い出すと涙ぐんでしまいます。

でも看護師長は「泣きたい時は、人に隠れて泣けばいいのよ」と言う人でしたから、大和田さんは決して自分を恥じてはいません。

3 共感疲労とは？

大和田さんの事例は、いわゆる燃え尽きになる一歩手前のケースです。

感情労働では「相手の心によりそって共感すること」が求められています。

けれども相手に共感するということは、もちろん良い感情だけでなく、事例のように独特の心の疲労が生まれるのも自然の姿です。

これを「共感疲労」といって、感情労働の中でも医療、福祉、保育、教育の分野のように援助者としての役割を持つ対人サービス労働に従事する人に生じやすいのです。

大柄の中3男子が保健室でハサミを振り回すのに直面して、恐怖心を感じない養護教諭はいないでしょうし、クライアントの悲惨な人生に、やり場のない怒りを感じるソーシャルワーカーもいるでしょう。

「相手の心によりそって共感すること」は良いことばかりではなく、自分の心が傷ついたり、疲労困憊したりするリスクのあることを知りましょう。

コラム 燃え尽き症候群とは

燃え尽き症候群とは米国のフロイデンベルガーが提唱した言葉です。仕事やスポーツ、何かの特別な目標、対人関係などで献身してきたものの、期待したほどには報われなかった時に起こる疲労、もしくは欲求不満状態を言います。意欲的で競争心の旺盛な人が自分の能力以上の負担にさらされ、これにうまく対処（コーピング　2章74ページ）できなかった場合に起こります。

心と身体が消耗し、だるさ、無気力、悲観主義におそわれて、仕事をする能力が低下した状態となります。当初は医療スタッフの間でよくみられましたが、教育、福祉、保育などの対人サービス労働に携わる人にも起こりやすいことがわかりました。病名ではなく、このような症状や状態に名前をつけたものです。

❶共感と共感疲労は裏表の関係

看護師の場合は、患者さんと一定の距離をおくように先輩から指導されます。共感することには多かれ少なかれ、必ず共感疲労が伴うので、この矛盾に折り合い、歯止めをかけるのが必要なことが経験上知られているからです。

職場では割り切って仕事をし、仕事を離れたらホンネで生きて、悲しいことは悲しみ、泣きたい時には泣き、嫌なものはイヤと、どこかで自分をさらけだすことが必要なのです。

いつでも、どこでもタフな仮面をかぶってムリを続けていくと、本当の自分の気持ちがわからなくなってしまいます。

事例の看護師長は、このことをわきまえた優れた指導者といえましょう。

❷人を支援する仕事につく人の傾向

ここで問題となるのは、わが国の職場では人員は少なく、勤務時間は長く、年休も取りにくいことです。このような職場では、自分の権利を主張しない人がもてはやされ、頼りにされて負担がかぶさっていきます。

自分に自信がもてない自己評価が低い人は、技術を身につけ経験を積んで、仕事をこなせるようになれば自信がついていくので仕事に励みます。けれども次章で述べるように、何事も度が過ぎてしまうと、のめりこみの結果、共感疲労が肉体疲労と頭脳疲労とのトリプルパンチとなって発病する恐れがあります。

●●● 他人に尽くしたい人

「いつも他人に尽くしていないと自分らしさが保てない」という人もいます。もちろん、このような人はクライアントを支援するという仕事に向いていますが、仕事にのめり込みやすいという影の部分もあることを知って欲しいのです。尽くす相手がいなくなったり、そういう職場から異動したりすると、むなしさを感じたり落ちこんだりすることもあります。

●●● 尽くし屋さんは依存しがち?

尽くし屋さんは自立しているように見えて、実は相手に依存しているのです。アダルトチルドレンと呼ばれ、アルコールやギャンブル、異性などへの依存をもつ人をパートナーに選びやすいと言われ、そのような関係を共依存といいます。

また、アルコールや異性、ギャンブル、買い物などへの依存症は次の状況下で起こりやすくなります。

1．自分への評価が低いと思ったことから生じるストレスから逃避するため。
2．人事異動や昇格などにより、依存していた仕事から離された場合。
3．共感疲労が適切に回復できない状態になって、苦痛から逃れるため。

だから燃え尽きや依存症を防ぐためには、共感疲労を回復するために、身体の疲れを癒すだけでなく、感情を適切に発散することが必要になります。

❸感情労働とワーキングパワー

自分の生々しい感情をコントロールして相手に共感し、その人に好ましい気分を持ってもらうことは、簡単にいえば気を遣うことです。「気」というコトバを振り返ってみますと、「がんばりすぎて気が抜けた」というような表現にあるとおり、エネルギーとかパワーということも意味しています。「遣う」は使用するというより、「お金をつかう」という消費の意味にとる方が現実に近いですね。

筆者は『職場のメンタルヘルスがとことんわかる本』(発行・連合通信社、発売・あけび書房)で、ワーキングパワー(仕事する力)というコトバを提唱しました。ワーキングパワーとは形ある製品や各種のサービス(教育、医療、福祉、娯楽など)を作り出すために、仕事の上で発揮する能力のことです。

●●● ワーキングパワーの3要素

次の3つの要素がバランス良く調和することで、良い仕事が生み出せます。

①肉体的なワーキングパワー

握力や背筋力などの筋力。視力、聴力、嗅覚などの目、耳、鼻の能力などで、疲労の程度によって影響を受けます。

②精神的なワーキングパワー

点検やチェックなど仕事の流れの中でつかう集中力や注意力、一定の時間の中で複数の選択肢から最も妥当なものを選べる判断力などです。クライアントから何を言われようが、自分の感情をコントロールする能力もこれに含まれます。

③社会的なワーキングパワー

持って生まれた体力と個性を土台に、学校や職場での一定のトレーニングと仕事の経験によって作られた具体的な仕事をする能力。

人間は毎日ワーキングパワーを消費して仕事をなしとげ給料をもらうわけです。これを携帯電話にたとえれば、通話という仕事をするためには、バッテリーの電気を消費するので必ず充電が必要です。人間も同じことで、ワーキングパワーの充電（再生産）をしなければ、毎日健康に働くことができません。そのためには、仕事以外の時間に、「寝る」「食べる」ことによって体力を充実させ、「遊ぶ」ことにより心の疲労を回復する必要があります。

●●● 感情の適切な発散が大事

心も身体も健康で良い仕事をしていくための大前提が、「くう・ねる・あそぶ」によるワーキングパワーの充電なのです。感情労働ではとりわけ、自分の感情を管理するための精神的なワーキングパワーを消費するので、私生活においては、泣きたいときには泣き、笑いたいときには笑う、腹が立ったら怒るという、感情の適切な発散が欠かせません。

もちろん気持ちの良い感情を持つほうが、心の健康には良いのです。きれいな景色を見て楽しむ、素晴らしい映画やドラマに感激し、泣いたり笑ったりする、気に入った音楽を聴いて踊り、叫ぶなどなどです。

でも、どういうわけか、現代では当たり前のリフレッシュが、まじめな「尽くし屋さん」には縁遠いのですね。仕事から帰ると家事が待っていて、食って寝るばかり。

➡ でもダイジョーブです。5、6章を読んで、人とのコミュニケーションを深め、仕事の仕方を覚えればよいのです。

4章

ストレスを背負いやすい考え方

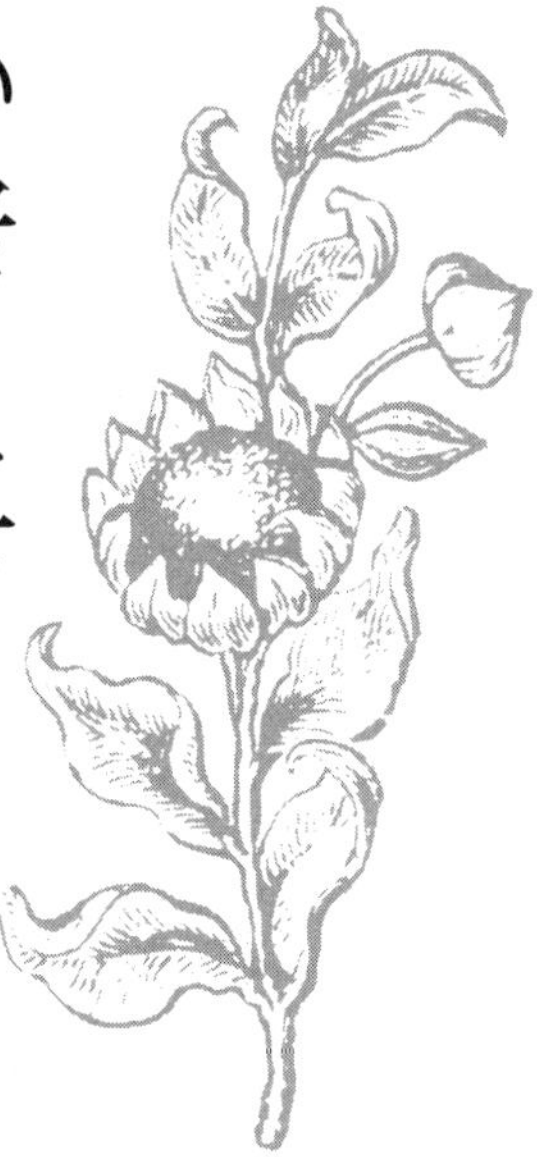

1　仕事や人間関係についての考え方をチェック

1章で日本人女性の4人に1人は、軽いのも含めて一生に1度はうつ病になると書きました。世界的にも女性のほうが男性よりもうつ病になりやすいことが知られています。けれども、どのような人がうつ病になりやすいのか、研究者の一致した意見はありません。

うつ病にかぎらず、ある人が心の病気になるかどうかは、次の条件の組み合わせが関係します。

1. その人の心と身体の条件・体質
2. 職場でのストレスの状態
3. 職場や家庭で相談に乗ってくれたり、支援してくれたりする人の有無

心の病気になりやすい体質の方であっても、ストレスが少なくて、上司や同僚、家庭の支援に恵まれている人は発病しないのです。逆に、心の病気になりにくい体質の方でも、ストレスが強すぎたり、支援してくれる人がいない場合、発病することもありえるのです。

つまりストレスが増えた現代社会では、誰が発病しても不思議ではありません。

ただし、心の病気になるかどうかは別にして、仕事でつい無理をしてストレスを背負いやすいタイプの人たちもいます。そのような人たちは仕事や人間関係の面で、ある種の特徴的な考え方を持っています。

ここでは3つのタイプをあげましたので、読者のあなたが仕事や人間関係について、どのように考えているかをチェックしてみましょう。

1 よい子度チェック（3つ以上あてはまれば、あなたは「よい子」です）

□38度ぐらいの熱で仕事を休むべきではない
□手抜きは嫌いで、どちらかというと凝り性
□気配り屋で、世話好きだ
□人（上司、同僚、後輩）の評価（目）を気にする
□頼まれたら嫌なことも断れない
□対人関係で波風は立てたくない

2 ねば子度チェック（3つ以上あてはまれば、あなたは「ねば子」です）

□利己主義はダメで、優しくありたい

□いつも勇気と思いやりをもちたい
□職場でも私生活でも、他人から後ろ指をさされたくない
□人はどんな苦労も耐えるべきだと思う
□決して他人を傷つけてはならない
□困難を乗り越え、常に成長していく人になりたい

3 さびしい子度チェック（3つ以上あてはまれば、あなたは「さびしい子」です）

□自分に自信がもてない
□批判されると、かなり落ち込む方だ
□質問するとか、「できません」「どうすればいいの？」などと言えない
□いつも他人と自分を比べてしまう
□他人に何か言われると真に受けて、考えこむことが多い
□自分が余り好きではない

ご注意
①病気になりやすさのチェックではありません。ものの考え方の振りかえりです。

②深く考えずに直感で選んでください。
③2つのタイプ、3つのタイプが重なることもあります。
④どのタイプにもあてはまらない方もいます。

❶ストレスを背負いやすい3つのタイプ

ストレスを背負いやすい人には一定の「ものの見方・考え方」があり、ここでは3つのタイプを紹介しました。

- 周りに気をつかう働き者の優等生である「よい子」
- 高い目標や理想をもとに、○○であるべき、○○ねばならない、と考える「ねば子」
- 自分に自信が持てない、対人関係に敏感な「さびしい子」

❷良い悪いではない

「えー!!　イヤだなー、全部あてはまっちゃった!」

という方もおいでてでしょうが、心配ありません。生産性本部メンタル・ヘルス研究所の小田所長は、日本人が仕事で成功（昇格や業績）する4条件をあげています。

- 几帳面に手抜きせずコツコツと仕事するタイプ…これは「よい子」タイプです。
- 明るく面倒見よくふるまい、
- 粘り強くはたらき、
- 上司に自分をアピールできる。

これらのことを出世のテトラと名づけています。

つまりストレスを背負いやすいものの考え方といっても良い悪いはなくて、光の面が出れば良い仕事や業績、そして周囲からの厚い信頼につながります。たまたま影の部分が出れば発病にもなるので、時と場合によって違ってくるのです。

「ねば子」さんでは高い目標を目指してがんばることで、「さびしい子」さんでは、仕事に自信がもてないことをバネに努力することによって、より良い仕事をしていることでしょう。

持って生まれた性格やものの考え方は、あなたらしさを作っている訳ですし、それを持ち合わせているのは、〈たった一人のかけがえのないあなた〉ですから、それを変える必要はありません。

図8 ストレスを背負いやすい3つのタイプ

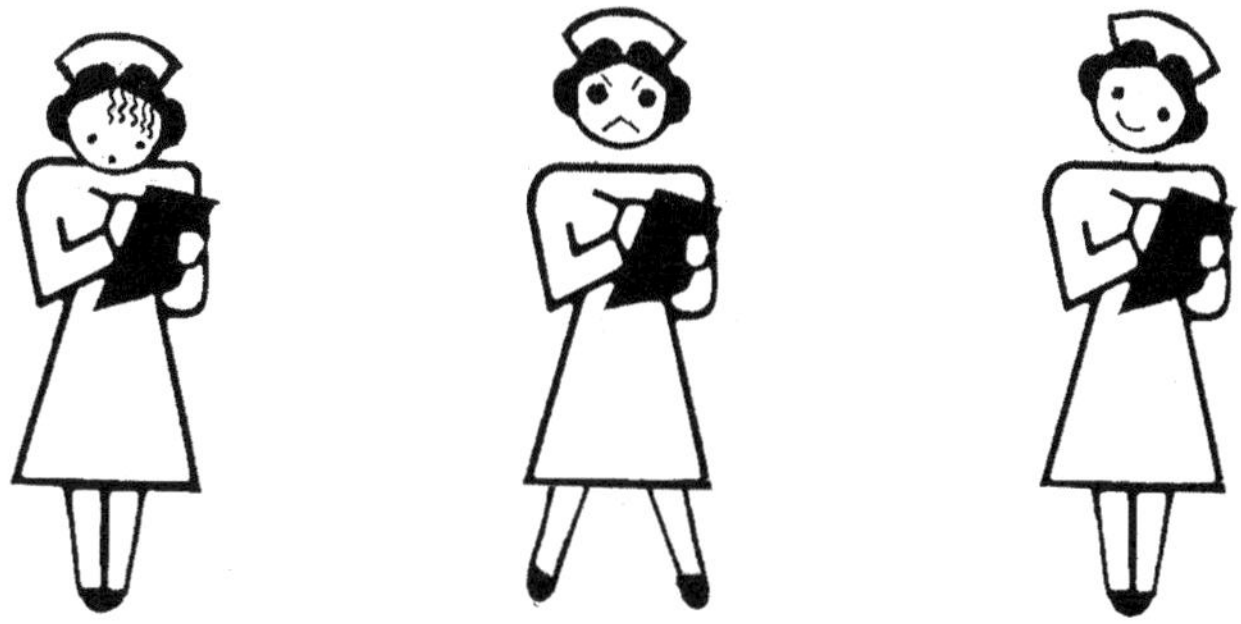

●自分に自信がもてない
対人関係に敏感な
さびしい子

●高い目標や理想をもとに
「〜ねばならない」と考える
ねば子

●周りに気をつかう
働き者の優等生の
よい子

❸大事なことは

・この本に書かれているような産業医学の知識を身につける（全部の章）
・自分に向きあい、自分を知り、そんな自分を大事にする（本章）
・コミュニケーションとマネジメントの能力を高める（5、6章）

という3つを身につけることです。

それでは自分に向き合ってみましょう。ありのままのあなたで良いのですから。

2 周りに気をつかう「よい子」

これは「まわりに気をつかう働き者の優等生」というタイプで、昔からメランコリー親和型とよばれていて、うつ病になりやすい傾向を多少持っています。

学校時代から宿題は期日までに入念に仕上げ、ノートはきれいに取る。そして仕事の上で一日が単位になって、今日の仕事は明日にのばせない人です。仕事とプライベートとの切り替えができなくて、持ち帰り残業は当たり前。休暇中にもくつろげないし、休み明けは遅れをとりもどそうとして、いつもの倍も働いてしまいます。

事例 他人の分まで仕事しちゃう

菅原真悠子さん（38歳）は中学校の教師です。30代といっても教師歴は15年以上で、ここ2年は男性教師同様に3年生の担任をしています。高校受験という難しい時期で、進路指導から、荒れて暴力的になった男子生徒や、性非行の女生徒を相手にします。我が子が微妙な時期を迎えて不安なおかあさんの相談にものるという激務です。

それでは彼女の仕事ぶりを聴いてみましょう。

「私は他人の分まで気を遣ってしまうんです。この前、10年ぶりに3年生の担任をする男性教師がいたので、進路指導のコツなどあれこれと助言しました。もちろん、その人のプライドを傷つけないように。

そのうえ、困ったことには、進路指導主事や学年主任の男性教師はするべきことを何にもしないことがわかったの。だから私は気のあった同僚と、受験料を生徒から集める時の書類をわざわざ作って、封筒にいれて配ったりもしたわ。まあ大変だったけれど。

本当に自分は細かいところまで気が回ってしまいます。他の人では気づかないようなことも、私はしちゃう。生徒に願書を書かせようとする場合、間違って書くケースも少なくないから、願書の記入見本を作らなければならないと思ったわ。やはり気のあった同僚と記入見本を作り、全クラスに配布して感謝されました。こんな風に卒業式が終わるまで頑張りました。別に見かえりを求めているわけではありません。しんどかったけれど……」

菅原さんは、かなりばて気味でメンタルが不調ではないけれど、まだ30代の若さなのに、この頃は血圧が上がり気味です。

事例 対人関係で波風を立てたくない

加藤清美さん（46歳）はある病棟の看護師長（婦長）です。病院の中で大事な部署である医療安全委員会に属していて、10人いる委員の1人です。現在使われているヒヤリハットのレポート（事故が起こる前に気づいて本当の事故にまで至らなかった時に、自発的に提出する報告書）の形式は、加藤さんが中心になって作られたものです。ところが、この委員会の委員長（医師）が替わって、副院長の山田先生になったとたん、山田先生は「今までのヒヤリハット・レポートの形式は大幅に変える」と言い出したのです。加藤さんは、「十分準備して作った報告書の形式だし、職員の間に定着している。もちろん完璧ではないけれど、今は変更する時期ではない」と思ったのです。

しかし、不本意に感じたものの、「ああ、そういう考え方もあるのね」と自分を何とか納得させてしまったのです。悔しくて残念な気持ちもありましたが、結局は自分の意見も言わずに山田先生の提案を受け入れてしまいました。

報告書の形式は大幅に変わり、看護師は不便になりました。そして、加藤さんのホンネも今も変わりません。

でも会議ではトラブルは起こしたくないから、ついつい山田先生にあわせてしまうのです。他の看護師長たちから、「加藤さん、新しい報告書使いにくいから、山田先生に頼んで元に戻して欲しいわ」と言われて板ばさみ。

そして、「なぜ山田先生はわかってくれないのかしら?」と思いつつも、口に出して言えない毎日です。

けれどついに、「私は今までこの委員会で、いったい何をやってきたの? 何だか解らなくなってしまった!」と、やりがいのあった医療安全委員会が今では加藤さんのストレスのタネになっています。

❶「よい子」の特徴1　他人の分まで仕事しちゃう

メランコリー親和型は美徳ともいえるもので、職場に不可欠の人です。信頼こそされることはあっても、うつ病を招きやすい考えなどとは夢にも思わないでしょう。たとえば10人の職場ならば、菅原さんのようながんばり屋さんが1～2人はいて2人分の仕事をしています。他の7～8人は可もなく不可もなくで、あとの1人は落ちこぼれ組？　というのが普通のパターンでしょう。

このような仕事に対する考え方は、上司だけでなく、同僚・後輩からの高い信頼と評価のよりどころになります。

でも、何事も度が過ぎると裏目に出て、心身への大きな負担となるのです。

防衛医大精神科の野村総一郎さんによれば、こういう「よい子」は、

- 手を抜かず生真面目にすべてをこなそうとするが、能力を超えても休むことを自分に許さず、ますます疲れる。
- 周りの人に合わせようとするが、それが自分のペースとの間に折り合いがつかず、いつも悩み疲れる。

という二つの理由のためにうつ病になりやすいと解説しています。

また「よい子」タイプは過労死や過労性の病気になることがあるため、上司や家族は大事にしてあげてください。

でも心配には及びません➜ せっかくの性格を変える必要はないのです。仕事の仕方にルールをもてば良いのです。詳しくは6章をお読みください。

❷「よい子」の特徴2　対人関係で波風を立てたくない

看護師長の加藤さんのように、周りに気をつかう「よい子」は、人とのもめごとが嫌いであるばかりか、誰ともうまくやっていきたい、他人から悪く思われたくないと考えて行動します。こういう人では「相手が自分をどう思うか?」が、会話や行動の基準になっています。その結果、自分のホンネとは別に相手の評価に合わせて、自分の言動をつくりかえていくのです。けれども自分を殺して相手に合わせる。もめるのは絶対に嫌だから、不本意なことでも見て見ぬふり。また嫌いな人でも、人間関係で一度でも良いことがあると、良い人だと思ってしまう。本音で生きられず、つくろってしまう。

こういう考え方の人は、とても周囲から好かれていますし、「良い子、善い人」と思われています。

でも自分の考えや思いを口に出さないで、ホンネを抑えて相手に合わせるということは、はっきり言えば自分にも相手にも嘘をいって、相手に任せきり（実は依存）にしているわけです。

これが続けば加藤さんのように「いったい私は何をしてきたの?」と自分を見失ってしまいます。

でも心配には及びません➡せっかくの性格を変える必要はないのです。5章5節で述べるアサーション・トレーニング（自分を表現する訓練）に触れてみましょう。

3 理想が基準の「ねば子」

❶「ねば子」の特徴1 理想に前向きで負けず嫌い

「ねば子」タイプの人は、仕事や私生活で高めの基準をもち、負けず嫌い。しばしば、それをもとに、「こうあるべきだ、△△△ねばならない」と考えます。自分に対してだけでなく、家族、上司や同僚、部下・後輩に対しても、そうあって欲しいと願う人も多くいます。成長しようとする前向きな気持ちを維持するには、高めの基準をもつことも確かに一つの方法です。

❷「ねば子」の特徴2　度が過ぎて裏目に

しかし、これが行き過ぎると裏目に出て、ストレスを背負いやすい考え方になります。仕事だけでなく私生活でもあるべき姿（理想）を追求するのは良いのですが、いつでも、どんな場合でもあるべき姿になっていないと気がすまないと、心の重荷が増えていきます。

事例　これでは失敗も同じだわ

従業員が1000人の事業所に勤める久保田はるかさん（28歳）は、総務部人事課に勤めていました。ある日、課長から、「社員のメンタルヘルスが気になるから、管理職向けのセミナーをやりたい。君にまかせるからヨロシク！」と言われました。

久保田さんはセミナーの企画を任せられるのは初めてで、社員のメンタルヘルスにも強い関心をもっていたので、はりきりました。幸い1週間で講師も決まり、日時や内容についてメールでやり取りし、社内報にもPRの記事を書きました。問題はセミナーの参加者数です。彼女の会社ではセミナーをはじめとした社員教育は人事課の担当です。

当然のことながら会社は成果主義ですから、セミナーや講演などの参加者数は大事な目標となります。彼女はもちろん自分の成績も気になりましたが、社員の心の病気が急に増えてきたことに問題意識をもっていたので、一人でも多く参加して欲しいと思い、事前に各課の課長クラスに2度も要請をしたほどでした。

講師の話はとてもわかりやすく、参加者たちは居眠りもせずに話に聞き入っていました。ところが久保田さんが気にしていた参加者数は、目標の60人を下回る42人でした。責任を感じた彼女は「申し訳ありません。私のPR不足で参加目標を大きく下回ってしまいました……」と課長に謝りました。ところが課長は、「良い話だったじゃないか、気にするな」とだけ言って講師と話し込むばかりです。

でも開始直前に課長の「参加者がちょっと少ないかな……」というつぶやきが耳に焼き付いています。彼女はその晩、眠れませんでした。

彼女の心のつぶやきを聴いてみましょう。

「…こんなにメンタルヘルスが悪化しているというのに……。おととい第2営業課の坂上さんが3か月休業するという診断書を、彼の奥さんが持ってきたっけ。同期入社で一番ガッツのある人なのに。そんなで目標を大きく割り込んでしまって……。これじゃあ、セミナーは失敗と同じだわ！　課長は良かったと言っていたけど……。参加者名簿の70人のうち6割しか来てもらえなかったじゃないの。

それもみんな自分のせいだ、アピールする能力もないし。人事課に異動して初めてセミナーを任されたというのに。ほんと、私は大事な時にはミスしてしまう人間なんだ。ああ、本当に自分がイヤになっちゃう！」

それ以来、久保田さんは仕事に面白さややりがいを感じなくなってしまいました。

❸「ねば子」の特徴3　高い理想と現実のギャップがストレスに

久保田さんは、いつも仕事に前向きに取り組む方なのですが、どうも理想（基準）が高く、仕事のレベルを高くしようとする傾向がありすぎですね。

もちろん「良い仕事をしたい。スキルアップしたい」という気持ちは、職業生活やプライベートで大切ですし、信頼のもとになります。「あるべき基準」を作って、自分や家族、職場の人々に求めることは、自分や周囲を成長させていくうえで、とても大切なことです。

でも何事もそうですが、行きすぎてしまうと裏目に出て、彼女のように本来背負う必要のない心の重荷で苦しむことにもなりかねません。

率直な言い方をすると、「あるべき基準」と自分の能力との間に大きなギャップ（隔たり）がある場合、人は自分ばかりか周囲をも責めてしまいます。さらに「ねば子」の人が、いつも自分を責めたり、自分に満足できないでいると、ものごとに自信がもてなくなって、久保田さんのように自分が嫌になってくることもあるのです。

実をいうと筆者も若い頃からずっと、きわめつけの「ねば子」でした。自分だけでなく、周囲に対して「あるべき姿」を求める、うるさいタイプでした。若い頃は、自分の理想とは違った上司や先輩のありさまを見て、「ひどい職場だ。他はもっとしっかりしているはずだ！」と周囲をとても批判的に見ていました。その職場を飛び出して別な所にいったのですが、「ここにも理想は無かった！」と嘆きもしました。

要するに未熟な人間が周囲に理想を求めすぎて、ストレスを背負っていたのです。周りの人間は自分とは違った人格、個性を持つ存在であり、人はそれぞれの人生を生きているのだと、いろいろな苦労をして気づいたとき、筆者の人生は楽になりました。

4 敏感で自分に自信が持てない「さびしい子」

「よい子」が30歳代後半以降の方に多いのに比べて、「さびしい子」は最近の若い方に増えているタイプです。周りに気をつかう「よい子」に似ているのですが、自分に自信が持てず、他人の言動に敏感すぎる人です。

平川弥生（22歳）さんは、契約社員として損保会社の経理部門に勤めています。

では彼女のストレスを聴いてみましょう。

事例 **質問するのにも気をつかっちゃう**

就職の時はがんばったのですが、正社員にはなれませんでした。試験の結果が出た時はやはりショックでした。「やっぱり私はダメなんだ」って……。

ところが半年ほどして辞めた人がいたらしく、「契約社員として働きませんか？」っていう案内がきたの。社員とは違って時給だし、ボーナスもないけれど、「しょせん、アタシにはこんな身分しかないのね～」と妥協したの。経理だから保険の契約を増やすというノルマはありません。でもある時、急に顔に湿疹が出てきました。疲労とストレスのせいだと医者に言われました。

友人は、「損保はきついから辞めたら」といいます。とにかく書類の種類や枚数が多いんです。新人だし、正社員にきかなければわからないんです。でも、ずうずうしければいいのですが、両隣りの社員がとても忙しそうにしていると、その場ではきけません。きける雰囲気じゃないから……。

仕事のやり方のききにくさってあるんですよ。

正社員からは「気安くきいていいのよ」といわれているけど、簡単にはきけない。解らなくても、ついつい「後できこう」と気をつかう人は、他にもいるはずですよ。

もちろん質問しても「そんなことも知らないの?」なんて嫌味いわれることはないです。そうではなくて、逆に「ちゃんと説明してよ!」という気持ちになることも多くあります。質問しても疑問がとける答えがもらえるとは限らないのね。

仕事のできる人に初めからきければ良いのですが、その人は私の斜め向かいの席にいる社員さんなのです。でも両隣りの社員さんにきかないわけにはいかないのね。「何で隣りにいるこの私にきかないのよ!」と思われたくないから、顔色をうかがいます。

だから簡単そうな質問は隣りの方にきいて、こみ入ったのは、仕事の帰りがけなんかに、隣りの人に知られないように斜め向かいの正社員にきいていますね。どうしても急ぐときは、そっと席を立って、しゃがみこんで、隣りの社員さんに判らないようにして斜め向かいのできる方にきくんです。

❶「さびしい子」の特徴1　自己評価が低い

自己評価が低いということは、仕事の能力だけでなく健康、容姿、育児や介護などあらゆる面に、「自分には能力がないし、自信もない」「自分はだめな人だ」などと自分を低く見ることです。時には自分自身が嫌いな人もいます。親や教師にほめられないで育つと、「さびしい子」になるようです。

自己評価が低いばかりでなく、結果だけでモノを考えてしまう傾向があります。

親や教師から、点数や入試の結果、スポーツでの能力の優劣、音楽などの習い事の上手下手という「結果だけ」で評価をされ続けていたため、そういう習慣がついてしまうのですね。

成果主義が多くの職場で導入されています。結果が出るまでは、「成果主義なんて相対評価で、本当の人間の価値とは違い、意味ないわ！」と平然としていたのに、いざ自分の人事考課が予想外に悪いと、一気に落ち込んでしまう人もいます。

❷「さびしい子」の特徴2　対人関係にとても過敏

事例の平川さんのように、他人からどう思われているのか、とても気になってしまいます。親や教師から、いろいろな面で他人と比較されて育ったことが関係しています。さらに若い人たちでは、学校時代にいじめを経験（あるいは見聞き）していますから、対人関係を気にするようになっても不思議はありません。

また、高学歴で挫折のない「さびしい子」の場合は、弱みをさらけ出さないで（自己開示をしないといいます）、強がっている場合もあります。わからないことを先輩や上司に質問したり、「私にはできません。どうやったら良いのですか？」と言えない。先輩に質問すれば1分ですむところを、『できない人』と思われたくないから、自分で3時間もかけて調べるような人です。無駄な時間を使うため、疲労しやすくなります。

逆にほめられれば、元気いっぱいになるわけで、上司が上手にほめてくれる人ならば、「さびしい子」の度合いも減っていきます。

❸「さびしい」子の特徴3　依存しやすい面も

くどいようですが、「さびしい子」が「悪い」わけではありません。自信がないことをバネにして、仕事に励み、努力の結果、能力を発揮していく人はたくさんいます。ただし行き過ぎると、仕事にのめりこんで仕事中毒になったり、自信のないことを埋め合わせようとして、アルコールなど各種の依存症になる人も中にはいます。

こういう自己開示の苦手な人には、お姉さん的にふるまって、「何でも訊いていいのよ、分からないことがあれば答えるから」とあっさり言ってあげましょう。

5 共通するものの考え方、感じ方

3タイプに共通する考え方や感じ方をさらに見ていくと、

- 全か無かの考え方
- 他人の言ったこと＝事実、ととらえてしまう傾向

という2つの共通するものの考え方、感じ方があります。

❶全か無かの考え方（二分思考）

久保田さんが「目標を大きく割り込んでしまって、これじゃあ、セミナーは失敗と同じだわ！」という考え方は、物事を白黒で二分する全か無かの考え方です。こういうのは、ありふれていて、スポーツの指導者が「2位で喜ぶな！　1位にならなければ負けたも同じだぞ！」と選手に叱咤激励するのがそうです。いかにもガッツがあって、謙虚に思えますが、逆でしょう。欲が深くてアブナイ考えです。

とかく私たちは物事を勝ち・負け、合格・不合格、成功・失敗と二つに分けて考え（二分思考）がちです。

といってこういう考え方を批判しているのではありません。二分思考は便利で分かりやすいし、社会がうまく成り立つのですから。運転免許の試験や国家試験に合格、不合格がなかったら、世の中大変です！

問題は極端な二分思考で、なんでもかんでも二つに分けるのはこまりものです。とりわけいつも、良い悪い、勝ち負けで考えると人はストレスを抱え込みやすくなります。

- この人は良い人だけど、あの人は悪い人だ。
- 世の中には体力のある人とない人がいて、私はないほうだ。

●世の中にはアタマの良い人と悪い人がいて、私は頭が悪い。
●私は負け組だ。
●あの人の人生は幸福（１００％）なのに、私の人生は不幸だ（ゼロ）。

あるない、善悪というイメージで二分することがなぜまずいかというと、両極端の中間（中庸）がないので、自分を悪いほうに決め付けがちになるのです。

事例

仕事も家庭も両立するぞ～と描いたとおりにやってきたキャリア女性の山下さなえさん（32歳）は、昇格とほぼ同じに結婚。そして1年後にめでたく出産。でも……。

私と彼との間にできた赤ちゃんだから、天使のように愛らしいはずだと思っていた。出産直後に抱いたときは本当にそうだった。おっぱいを飲んだ後に眠っている時の笑顔はもう本当に愛らしかった。

けれど、狭いマンションで毎日毎日この子と向き合っていると辛くなってしまう。いつも泣いたり、わめいてばかり。こんなに大事にしているのに、なぜ泣くのか解らない。それに思うように体重も増えないし、ミルクも残してしまう。それなのに、このあいだ夫の母がやってきた時は、いつも以上にミルクを飲んだのはなぜ？

可愛いと思うべきなのに、ついつい憎らしく感じてしまうこともたびたび。そんな私は悪いママで母親失格じゃないのかしら、と思って惨めになる。このままいったら、この子を虐待しちゃうかも！

何でなの？　仕事では何でもうまくやれてこれたのに！

さあ、どこに問題があるのでしょう。愛と憎しみは全くの別物でしょうか？

憎らしく思うことが母親として失格なのでしょうか？

愛と憎しみは全くの別物ではなく、混ざり合うこともできるのですね。「可愛さ余って憎さ百倍」という諺があるように。

たとえば、自分がとても愛しているパートナーの男性が、同僚の女性と親しそうに話しているのを見れば、彼のことを憎らしく思う、嫉妬心を感じるのは自然の成り行きでしょう。あるいは小学校5年の男の子は、ある女の子にばかり、いじわるをしていた。男の子はずっと、その女の子のことを憎らしく思っていたつもりなのに、ある日突然、その女の子がとても好きなことに気づいて、はっとした……などなど。

自分の感情も含めて、仕事やプライベートで起こる出来事を100％（全）かゼロ（無）のどちらかに決めつけることは、心の重荷となるのです。自分の気持ちに正直になって、困ったことは相談しましょう。

山下さんは思い余って夫に打ち明けたところ、彼はとても気をつかって夫婦で会社の保健師に相談しました。保健師の、子どもとは少し距離を置いた方が良いという助言にしたがって、週4回子どもを夫の母に預けて、午前中だけですがタウン誌を自転車で配達するアルバイトを始めました。運動不足のカラダにはこたえましたが、心地よい疲れで子どもを連れ帰ったあとは、意外に素直に向き合えるのでした。

❷他人からの評価＝事実、ととらえてしまう傾向

不思議なことに3つのタイプに多かれ少なかれ共通することは、他人の言ったことを「客観的な事実」と思ってしまう傾向があることです。特に自分についての評価、それも低く評価された場合に強く当てはまるようです。

たとえば先輩Aさんが新人のBさんを目の前にして、「今の若い子達は、仕事の上での問題意

識が少なすぎるのよ。質問することもほとんど無いしね」と言ったとしましょう。新人のBさんはまるで自分が言われたかのように受け止め、ショックを感じてしまいました。それは当然ですね、先輩Aさんの発言は一般論の表現で名指しではないものの、Bさんの評価をしているからです。

❸評価は主観

けれども、よくよく考えてみると、Aさんの発言は、あくまでもAさんの心のスクリーンに映った若い人のイメージであって、Bさんの現実の仕事そのもの（なしとげた仕事そのもの）とは全くの別物です。そんなの当たり前ですね。

科学的にいえば、片方（評価）はAさんの脳の中の化学反応＝主観で、もう片方（Bさんが日々している仕事）は現実の世界の物であり、プロセス＝客観です。評価というものは、しょせん人間の主観に過ぎないですから、多かれ少なかれ歪んでいたり、誇張されたりしています。かなり適切な評価ができる人であっても、「おおよそ」「おそらく」というものでしょう。まして現代の職場では、評価する上司はプレイング・マネージャー（2章65ページ）が多く、彼ら自身も疲労状態にあったり、感情的になったりしていて、評価は主観的になりがちです。

けれども評価というものは試験の合格判定に使われてきたばかりか、職場でも人事考課という形で使われて、お給料や待遇にも影響するから、ついつい絶対的なもの、正しいものと思いがちになりますね。しかも、自己評価が低い人はいつも自分を低く評価しているから、親や教師、上司から下された低い評価を自分の本当のねうちと思ってしまうのです。

上司や先輩からダメな所をあれこれ指摘された時、それが適切な評価ではなくても、疑問に思ったり怒ったりすることができずに受け入れてしまう。これが繰り返されれば、ストレスになります。

6 どうやって元気に働くの？

「よい子」「ねば子」「さびしい子」については、誰にも多かれ少なかれ当てはまると思います。性格に良い悪いはないのですが、現代では、これらの3タイプの人は職場でも家庭でも、働き過ぎる傾向があります。問題は心ががんばり過ぎて、「心の乗り物である脳」がくたびれて、発病してしまうことです。

ちなみに筆者は、「ねば子」が70％ほどで「さびしい子」が30％ぐらい混ざっている、典型的なワーカー・ホリック（仕事中毒人間）です。産業医学の知識がなかったら、とっくに発病しているでしょう…。余談ですが医者にもうつ病や自殺は少なくないのです。

では、どうすれば心の病気が予防されるのか考えてみましょう。

❶仕事に励むしくみ

●●● ちょっと経済のお勉強

現代の職場には、男女を問わず、ついついがんばり過ぎてしまう仕組みがたくさんあります。人事考課をしっかりおこなう成果主義、非正社員・非正職員を増やして人件費を下げるための雇用制度などのしくみがそうです。「人事考課を少しでも良くしてお給料を上げたい！」「正職員には負けたくない！」「リストラだけはされたくない！」と思って、働く人同士が競い合ってがんばります。

経営者がなぜ、そういう制度を導入するかというと、経済の仕組みが世界的になって（グローバル化）、1円でも安く、品質の良い製品（サービス）を、できるだけ速く提供しないと、世界中の企業との競争に負けてしまうからです。

世界の工場になった中国の労働者の賃金は、日本人の数分の一です。パート女性の時給が安いといっても、経営者の目には中国に比べれば、ずっと高く見えるのです。だから、男女を問わず「今まで以上にギリギリめいっぱい働いてもらわないと困るよ」というのが経営・管理の考え方です。

でも「めいっぱい働いて!」という掛け声だけでは、どうにもならないから、働く人が自発的に仕事にがんばるよう、仕事に励むしくみを作る必要があります。学校に通っているお子さんをお持ちの方は、わが子が勉強やスポーツ・音楽に励むような雰囲気を作ったり、「塾に行こうね」「高校に合格したら○○を買ってあげるよ」などと、はたらきかけますが、それと同じことです。

●●● 仕事に励むしくみにはまり過ぎると、発病する

誰も「過労死寸前まで働け!」とか「うつ病になるまでがんばってよ!」などと強制しているのではありませんし、こういう経営・管理の仕組みは余り目に見えません。また普通は誰でも自発的な意思で働くわけです。

ところが、「よい子」「ねば子」「さびしい子」の3タイプは、ただでさえがんばり屋さんですから、こういう仕組みに、はまりやすいのです。特に向上心があって競争心の旺盛な、ガッツ

のある女性ほど、そうなりやすいので注意が必要です。もちろん成果をあげれば昇格につながるし、良い仕事をすれば周囲の信頼が高まりますが、現代では下手をすると病気になりかねません。

だから、「仕事に励むしくみ」が行き過ぎると、貴重な人材が病気で倒れていき、大変なことになるので、これを抑える法律上の仕組みがあります。それが先に述べた安全配慮義務（1章50ページ）なのです。

❷ルールの中で働く

民間製造業の上級管理職や人事担当者の方は、安全配慮義務について敏感です。筆者の友人・知人の上場企業の人事担当者は、社員の長時間勤務をどうやって減らすか、いつも考えています。こういった法律や厚労省の通達が実行され、働く人々の安全と健康が保たれた方が、経営にとってもメリットがあることは間違いありませんから。

でも残念ながら、安全配慮義務というものは、余り知られていません。その知名度は道路交通法の一〇〇分の一以下でしょう。特に対人サービス労働についている看護師、教師、保育士などの方々がそうで、自分や部下、後輩の勤務時間には無頓着で時間管理がルーズです。

ある看護師長向けの講演会で、日勤の看護師が帰るのは夜10時という病棟の師長がいました。筆者がそれを問題視すると、「うちの病棟はたいした事はないです。他では11時までやっています。仕事が多いから仕方がないのです」と不満そうでした。

それは余りに無防備な考え方です。もし、そんな職場でうつ病の人が出て退職した場合、「上司である看護師長のために、娘はうつ病になり働けなくなった、訴えてやる！」という親御さんが現れても、何の不思議はない時代ですから。

訴訟があった時、「法律を知らなかった」では済まされません。民間製造業では、過労死や自殺について、損害賠償を求める民事訴訟だけでなく、上司の責任を追求する刑事訴訟もでてきています。そうなると法廷では証人ではなく被告人と呼ばれます。

❸自分にはたす4つのルール

3章で触れたように、心も身体も健康でよい仕事をしていくための大前提が「くう・ねる・あそぶ」による充電です。とりわけ男女を問わず次のような4つのルールが最低限必要です。

- 十分な睡眠が決定的に重要[*1]

・どんなに忙しくても、週に1日は仕事をしない（休日の出勤、家での仕事も不可）
・できる限り、年休をとるよう努力する[*2]
・パートナーや中学生以上の子どもがいる場合、家事は極力分担する[*3]

本によっては、「旅行や温泉、アロマテラピーなどのリフレッシュをしましょう」などと書いてありますが、そういう事ができない人も多いし、リフレッシュをするためにも、これらの4つのルールが欠かせません。

また、「休日をゴロゴロしてムダに過ごしちゃった」と悔いる人がいますが、それも立派な「脳の休養」、つまりは充電で、決してムダではありません。「ゴロゴロでも、ダラダラでもいいじゃん」と考えましょう。

＊1　十分な睡眠は個人差がありますが、7～8時間が必要で、6時間未満は危険です。平日に寝不足で休日に寝だめをするのは、身体のリズムが崩れやすくなります。
＊2　厚労省は、年休を消化する事は大事なメンタルヘルス対策と言っています。
＊3　パートナーが仕事中毒で、女性が「よい子」「ねば子」の場合、共倒れになることがしばしばあります。パートナーに家事をさせることは、仕事中毒の最大の治療です。また高校生以上の子

どもがいるのに、母親だけが弁当や朝のご飯支度をするために早起きする家庭もあります。男女を問わず子どもには、小さなころから自炊の能力をつけさせたほうが、多少勉強ができるよりも、ずっとよい人生がおくれます。多忙な働く母親は子どもに家事をさせることが、良いしつけや教育になります。

❹ルールの中でがんばれば良い

いずれも「よい子」「ねば子」「さびしい子」のみなさんにとって、苦手なことでしょう。筆者には、「そんなのムリ」「職場の現実を知らないの?」という声が聴こえてきます。

でも、読者の方はなぜこの本を読んでいるのでしょうか? 健康でよい仕事をするためですよね?

筆者が言いたいのは、「ルールの中で、仕事にがんばりましょう」ということです。厳しくいえば、職場に自分を守ってくれる上司がいない、そういう雰囲気がない職場ならば、自分の命と健康は、自分でルールを作って自ら守るほかないのです。

人間には自分の命を守る権利と義務があるのですから。

そうはいってても4つのルールを実行するうえで、職場やパートナーに対してトラブルを起こしたくないと思う人もいるでしょう。あるいは、自分は未熟だからいつも仕事が遅くなるという人は、どうすればよいのでしょう?

↓

でもダイジョーブです。それらの解決策を次章から述べます。

5章

コミュニケーションの技術

いい人間関係をつくるために必要なものは、相手の心に向き合うとか、寄り添うなどという姿勢（心がまえ）だけでは全く不十分で、コミュニケーションの科学が欠かせません。

心（感情、意識、知能）というものは脳の働きであって、それに向き合うことなどできません。人間はコトバや動作を使ってはじめてコミュニケーション（意思の疎通）ができる、つまりは心を通わせることができるのです（テレパシーというものがあったら大変！）。だからコミュニケーションのやり方を知らなければなりません。

「え？　誰だってしゃべれるじゃん！　なんで〜？」と思うかもしれません。そう、脳にかなりの障害がない限り、人は誰でもコトバを話せるし、コトバを聞くことができます。それは本能のようなものです。ちなみに最近では言語の能力そのものは学習、教育によって身につけるものではなくて、本能によるものと考えられています。チンパンジーだって、文字を覚えるほどです。でも、本能だけのコミュニケーションでは現代の仕事はまわせません。コミュニケーションの技術として、仕事でもプライベートでも、次の5つが大切です。

- あいさつする
- 聴く
- 疑問な点をたずねる

・ほめる、しかる
・望む、主張する

1 あいさつはなぜ大事なの？

私たちは、あいさつの意味を礼儀という点からとらえがちですが、それはもっと深い意味をもっています。

❶あいさつは群れの一員と認める行為

人間は群れをつくらないと生きていけない動物なので、群れに属していたいという強い本能をもっています。それは、生存本能と同じくらい強いものです。普段は気づいていませんが、家庭や職場という組織に属しているという気分が、生きていくうえでの安心感をもたらします。

だから、いじめや無視という行為は、「お前はこの群れにいてはいけない。出て行け！」という意味を持っているので、死ぬことと同じ程度にむごいことなのです。

実は、キチンとしたあいさつは相手の人の本能に「あなたも私たちの群れの一員だね！」という意味をもたらすのです。だから、メンタルヘルスを保つうえで不可欠な安心感と連帯感が生まれてくるのです。

❷動作の入ったあいさつの意味

では、相手の存在を認めているという思いがキチンと込められたあいさつとはどのようなものでしょうか？

それは、ちゃんとした声の大きさで、目線をあわせたり、軽くうなずいたりという、相手の注意を惹きつける動作を伴っています。「おはよう！」という、たった4文字の単語でも、元気な声と微笑があれば、相手はとても良い気分になるのです。

ちなみに、人間のコミュニケーションのかなりの部分は、言葉以外のこれらの動作によってなされます。これを非言語コミュニケーションとか、ボディ・ランゲージなどといいます。格言にあるとおり、「目は口ほどにものを言い」というわけで、思い＝言葉＋態度となるのです。

❸あいさつとメンタルヘルス

逆に、あいさつができない、あいさつがかえせない状態は過労やメンタルヘルスが不調である証拠です。うつ病では集中力が低下し、意欲もなくなってきますから、あいさつをされたことに気づかないとか、あいさつする気力すら消耗しきっているのかもしれません。

2 人の話を聴く

コミュニケーションとはキャッチボールです。片方が自分の思いや考えを相手に投げかけ、もう片方はそれを聴いて(キャッチして)、自分の思いや考えを投げ返すわけです。情報のやり取りが一方通行になったら、仕事でもプライベートでも人間関係が歪み、仕事の能率が落ちてしまいます。

ところが、人の話が聴けない時がしばしばあります。親が子どもの話を聴けない時、看護師が患者の話を聴けない時、教師が児童・生徒の話を聴けない時、上司が部下の報告を最後まで聴かず、途中で口を挟んだり、話の腰を折ってしまう場合など……。

疲れているときや急いでいる時がそうです。

中には、いつも相手より優位に立たなければならないと考える人がいて、人の話を聴こうとしませんが、これはもったいないことなのです。

❶人間は話をしながら考えをまとめる

そういう人は、話を聴くことは何か弱い立場の人間がすることであって、自分は常にあるべき指針を相手に伝えなければならないと思いがちです。これはまさしく、「ねば子」丸だし状態ですね。

人間の脳の仕組みからいうと、人間の考えは言葉にしてはじめてまとまるのです。悩みや問題が発生した時、自分の思いを言葉にしてしゃべっているうちに、自然に問題解決のためのアイデアや気づきが浮かんでくるのです。

ですから対人サービス労働はもちろんのこと、徹底して利益を追求する事業活動ならなおさらのこと、部下の話をしっかり聴ける管理職が有能といえます。

❷話を聴くことは相手の存在を認めること

あいさつの所で書いたように、人間の心の健康には、群れに属しているという本能が満たされることが欠かせません。話を聴いてもらえると、この本能が満たされるので、問題の解決には全くつながらなくても、「ああ、良かった。ほっとした」と元気がわきあがってきます。

❸聴くことは「あおい沈黙」

聴くことを職業とするカウンセラーでは、共感をもって相手の言葉に耳を傾ける姿勢（傾聴といいます）と技術が求められますが、一般の人では、次の簡単な技術をまず身につけましょう。それは「あいづち」「おうむがえし」「沈黙」のたった3つで、語呂あわせでは「あおい沈黙」となります。カウンセラーになるならば、10以上（教科書的には20以上）の技法を身につける必要があります。でも日常の仕事や私生活の場面で、相手の話に耳を傾けるためには多くの技法はいりません。「あなたのお話を、私は耳を傾けてしっかり聴きますよ」という傾聴の姿勢があれば、たった3つでよいのです。

①あいづち

相手の言葉に「ウンウン」「へー」「なるほど」「そうなんだ」などとあいづちを入れます。これらの言葉そのものには余り意味はありませんが、相手に「わたしはちゃんと聴いていますよ」というサインを送ったことになるのです。

ひところ若い女性が会話の中に「うっそー」「ほんとー」と入れるのを聞いた年配の方は、なんて馬鹿げた会話なの？　と思ったようです。彼女たちは、本当に「嘘」「真実」と言っているのではなく、あいづちの意味に使っていたのでした。

さらに意識して、うなずいてみるとよいでしょう。

②おうむ返し

A「もう頭にきちゃったよ！」

B「頭にきたんだ」

あるいは、

A「ちょーむかついた」

B「むかついたんだね～」

などと相手の言葉をそのままなげ返す、つまりは「おうむ返し」をすると、「Bは自分を受け入れてくれている」とAは感じるのです。

ここで大事なのは、Bさんは「私も頭にきたんだ」「私もむかついた」と一人称でおうむ返しをしているのではなく、「あなた（Aさん）は頭にきた、むかついたのね」という二人称で応じていることです。

相手の心に向き合って話を聴くというのは、何も相手と同じ気持ちになる（同情する）ことではありません。心の不安定な相手なら「あんたに私の気持ちが判るの?」と反発されるでしょうし、相手と同じ気持ちになったら大変な場合もありましょう。この「おうむ返しは」相手の気持ちを受容するシンプルな方法といえます。

なお、A、Bでイメージがわかない人は、Aを子ども、Bを親としてみましょう。

③沈　黙

「沈黙は金なり」ではありませんが、相手の話を聴いているとき、当のご本人が沈黙してしまった場合、日常会話のシーンでは、間が持たなくて困ってしまいますね。でもこの場合、聴いているあなたも必ず沈黙してください。沈黙の後は、率直なホンネ、大切な気づき、素晴らしいひらめきや、思わぬ告白などが出てくることが多いのです。

❹相手の気持ちや考えの確認

最後に相手の気持ちや話の内容を誤解していないか確かめます。それは簡単で、把握した内容を、「それって、こういう事？」と相手に聞き返すのです。

もし間違っていれば、相手が修正してくれます。ここで大事なのは、相手の気持ちと、自分の気持ちを区別すること。人間の気持ちは一人ひとり違っているのが当たり前です。

相手の話を聴くことの目的は、双方の気持ちを一致させることではなく、相手の気持ちの把握（情報収集）です。もしそれが、あなたにとって腹立たしくても、自分の気持ちを否定する必要はありません。ただ、その場で怒ったりしないで、後に必要に応じて、助言や指導、教育をするようにしましょう。以上が互いに理解しあう前提なのです。

❺話の腰を折らないで

中には善意から、話を最後まで聴かずに助言をする人もいます。人は悩みごとを聴いて欲しい時、必ずしも解決策を求めているとは限りません。話の腰を折らないようにしましょう。

以前、こんな人がいました。

「私は悩んでいる同僚の話を聴くことがよくあります。彼女がすごい仕事の負担を抱えていても、私も自分の仕事で精一杯で、何もしてあげられない。ただ聴いてあげるだけ。そんな自分が歯がゆくて情けないのです」

〈お話を聴いてあげるだけ〉

これで十分です。満点です！

話を聴いてもらった人は気分が楽になって、自分を振り返る余裕ができるから。

3 疑問な点をたずねる

ことわざに「訊くは一時の恥、訊かぬは一生の恥」といわれていても、自分が分からないことをたずねるのは、勇気がいることです。特に「さびしい子」タイプの人はそれが苦手です。自己評価の低い人でもプライドの高すぎる人でも、自分が知らないことを相手に「情報開示」するわけですから、自尊心が揺らぐものです。

❶相手が分からないことを教える喜び

　筆者が研修医の頃はのんきな時代で、薬や注射の名前もわからないうちに、地方の病院に出張し当直などをしていました。医師不足のため、そういう若い未熟な医師であっても必要だったのでしょう。そんな場合は、よくしたもので、婦長さんやベテランの看護婦さんが診療介助についていました。筆者は診療でわからなくなると、もう恥も外聞もなく、むしろ甘えて質問したものでした。


筆者「風邪の時にはここでは、どんな薬を出すの？」

婦長（わずかに微笑して…）「そうですねえ、先生方はＰＡ錠をよく出されますよ」

　時には、
筆者（診察室から離れ、そっと介助の婦長を手招きし…）「ねえ婦長さん、何だか重症のように思えるのだけれど、どうしたらいいかなあ？」

婦長「そんな風には見えませんけど。もし先生がどうしても心配なら、院長に電話で相談されたらどうですか？　今日は自宅にいるって言ってましたけど。それとも患者さんに明日朝一番で来てもらったらどうでしょう？」

すごく困ったときに適切な助言をしてくれる婦長さんは、ホントに女神様のように見えました。実は質問に答えることは、こちらの自尊心が一時的に下がった分、相手にとっては、「そんな事も知らないの。よしよし教えてあげよう」と気分が良くなるのですね。質問した方は貴重な情報がえられて、成長するわけで双方ハッピーです。

❷分からないことを質問されるストレス

ところが……その後、基礎研究で診療から離れていて、再び大学病院に戻ったとき、つい前と同じようなことをやってしまったら、

筆者「風邪の時にはここでは、どんな薬出すの？」

看護婦（綺麗な眉をつり上げて）「そんなこと私に訊かれても困ります！ドクターだから自分で考えるのが筋でしょう！」

筆者「うう…（ショック）」

自分が分からないことを質問されると、自尊心が傷つけられたと感じる人もいます。そんな時、こういう攻撃的なコトバが返ってくる場合もあり、分からないもの同士がお互い傷つけあう結果になります。

だから相手がどのように出てくるか不安な時に、質問する場合は、「この件について誰に訊ければいいでしょうか？」というクッションを置けばいいでしょう。

筆者「風邪の時にはここでは、どんな薬出すのか分からないのだけれど、誰に訊けばいいのかな？」

看護婦「ううん…、それは薬局か先生の先輩に訊くしかないですね」

ずいぶん間の抜けた質問に、ありきたりの返事ですが、コミュニケーションは成り立っています。

❸質問には「正解」でなく、対応でよい

2章で述べましたが、現代の職場はリストラが進んで、管理職もプレイング・マネージャーがほとんどで、名ばかりの人も少なくありません（2章65ページ）。部下や後輩から質問されても、当然分からないことだってありましょう。だからといって相手を傷つけるような攻撃的な態度は取れません。

後輩や新人が思い余って質問するのはよくよくのことで、実はそれが仕事上の課題や問題点

を明らかにするポイントという場合もあります。鋭い質問で、しかも自分が答えられない時は辛いものがありますが、率直に対応すればいいのです。

「それって、とっても良い疑問ね。実は私も分からないのよ。一緒に考えましょう。私も一度、校長に訊いてみるわね」などと対応してあげればいいのです。ただし口先だけになると、「あの先輩はすぐはぐらかす」と思われるでしょうが、「あの先輩に質問したら、逆にひどいことを言われた」と思われるよりずっと良いでしょう。

❹「なぜ」は詰問

質問は、イエスかノーで答えられる形式と、5W1Hの疑問文形式のものがあります。ところで、次の3つの疑問文のイメージにどんな違いがあるでしょうか?

幼児が親に向かって　「なぜ、象さんのお鼻は長いの」
親が子どもに向かって　「なぜ、ちゃんと勉強しないの」
上司が部下に向かって　「なぜ、売上目標を達成できない」

後の2つの「なぜ」は疑問文でしょうか?

「なぜ、出来ない!」「なぜ、やろうとしない!」「なぜ、ミスばかりするの!」「なぜ、分かってくれないの！」……。子ども時代は親や教師から、社会に出てからは上司や先輩から、「なぜ！」の洪水です。

この「なぜ」は、「自分は努力しているつもりなのに、相手が思うように行動してくれない。その理由は？」という意味なのでしょうが、もはや責める詰問になっており、相手は叱られたと感じます。

もちろん家庭や職場で「相手（子ども、部下、後輩）があるべき姿で、思うように行動してくれる」のは素晴らしいことです。もちろん「あるべき姿・目標」が高すぎると、周囲も自分もストレスを感じるようになることは4章で書きました（4章110ページ、ねば子）。

「あるべき姿・目標」が、その職場の業務マニュアルや部署の指針であるならば、誰もがマニュアルや指針に従う必要があるので、ルールに従わない人に対して「なぜそうしないの？」という質問は適切です。

しかし、仕事というものはマニュアルや指針では対応できないものの方が多く、解決すべき問題や課題、達成すべき目標の方が多いのです。それらを乗り越えるために、私たちは日々努力しているのであって、解決できない理由、達成できないわけが簡単にわかるのならば何も苦労はないのです。

やはり不用意な「なぜ」は相手の努力不足を責める詰問なのです。

同様に、心の中で「なぜ私はできないの」「なぜ私はダメなの」と思いつめる人がいますが、やはり自分自身への詰問であり、自己評価を低めるといえましょう。

❺「なぜ」を4W1Hで置き換える

でも人と人とのコミュニケーションでは疑問文を使って問答し、課題や問題を解決する糸口を見つけたいものです。それには、「なぜ」（Why）という疑問文を、いつ（When）、どこで（Where）、誰（Who）、何（What）、どのように（How）という、「なぜ」を除いた4W1Hで質問すると良いのです。

子どもの勉強の例では、

親「勉強したくないのは、どんな時？」（いつ？）
子「お母さんがうるさく言う時、もう、うざいよ〜」
親「勉強したくなるのは、どんな時？」（いつ？）
子「お父さんに、ほめられた時、がんばるぞ〜って思う」
親「どこで勉強するといいの？」（どこ？）
子「塾かな、うるさくないから」

親「誰と勉強するときがいいの？」（どのように？）

子「付き合いで、お友達と一緒に勉強する時もあるけど、遊んじゃうね」

どうですか？　きちんと質問することで、この子の場合、勉強に関して母親から干渉されたくないという思いが伝わってきます（ただし、一度にこんな風に質問したら、詰問ではないけれど尋問になるので、しないでね！）。

❻「何」は問題点を探し出す問いかけ

とりわけ、「なぜ」を「何」に置き換えると対話がスムースになります。

売上目標達成を例にして示します。

上司「キミはいつも目標に達しないが、何が欠けていると思う？」

部下「努力、ですか？」

上司「いや、そういうものではなくて……。何があれば売り上げが増えそうだ？」

部下「…そうですね。商品知識がもっとあれば、ＰＲも上手くできるかも……」

上司「そうだよな…。お前のプレゼン聴いていると、まるで新人並みだよ……。あ、悪い、悪

い。去年9月の中途採用組だったな。顔つき堂々としているから、ついベテランって感じちゃうんだな」(微笑)

部下「係長、それはないですよ～」(苦笑)

上司「まだ半年の経験だから、仕方ない面あるけど。このカタログな、採用時に渡されたと思うけれど、すみからすみまでしっかり読んどけよ……。厚いけれど。やっぱ営業はね、商品知識が何より大事だよ……。まあ、がんばって！」

部下「ありがとうございました」

このように、「何」は課題となっているテーマの問題点を探し出し、焦点を当てるための質問です。何が足りない？　何が必要？　という質問は相手にとって考えやすく、頭を使いやすい問いかけです。

❼「どのように」は問題点を解きほぐす問いかけ

上司「キミはいつも目標に達しないが、どんな風にセールス・トークしているの？」

部下「え？」

上司「客先で、どんな風にしゃべるのか、俺を客だと思って、これを売るつもりでしゃべってみな。そのつもりになってやって」
部下「……△△△………」（と、しゃべっていきます）
上司「お前なあ、目そらしてしゃべったけど、客先でもそうなの？」
部下「はあ、最初の営業周りは緊張しちゃうし。今日は係長だから、なおさら……」
上司「しょうがねえなあ。目見てしゃべれない時は、相手のネクタイの結び目のあたりをじっと見つめればいい。あとはもう少し、ゆっくりしゃべること。それで、もう一度やってみな」

練習は続きますが、上司は部下を立派に教育していますね。

どのように？　どんな風に？　という問いかけは、相手にありのままの行動や感情を描写してもらい、質問した人はそれを解きほぐす（分析する）ことが可能になります。このように、「何」が相手に問題点を考えさせ、気づかせるための問いであり、「どのように」は質問者が問題点を分析し、気づくための問いであるともいえましょう。

もちろん現実の職場や家庭では、こんな風にスラスラと問題解決が進むわけではありません。でも、「なぜ」の連発でムリ・ムダをするよりも、ずっと効率的で心の健康に良いのではないでしょうか？

さあ、「なぜ」と言いたくなったら、他の疑問文に置き換えるトレーニングをしてみましょう。

4 ほめる、叱る

❶ほめる時は、ほめるだけにしよう

こういう言い方をされてませんか？　していませんか？

上司「キミの書いたレポートだけれど、分かりやすくて説得力があったよ。ウン、上手くかけていた。でも長すぎるね、Ａ４判４枚は……。２枚半にまとめないとね」

親「すごい！　国語が90点取れて良かったわね。でも今度は苦手な算数で、がんばろうね」

これではほめられたのか、叱られたのか分かりません。それどころか、この場合、「長すぎる」「苦手な算数で」というのが頭に残って、叱られた、詰められたと感じる人もいるでしょう。

また、がんばった結果に対して、いつもさらに高いものを求めていると、いずれは「どこまでがんばってもキリがない。自分にはできない」とやる気を失い、諦めることになってしまいます。

理想が高く、多くを望みすぎる人は、このように欲が深すぎて、「二兎を追うものは一兎も得ず」になりがちです。

上司「キミの書いたレポートだけれど、分かりやすくて説得力があったよ。ウン、上手く書けていた」

親「すごい！　国語が90点取れて良かったわね」

とほめる時は、ほめるだけにしましょう。その方が、インパクトがあって、「またがんばろう」という気持ちになるのです

❷よく観察してほめる

ほめて育てるというのは、子育てにせよ人材育成にせよ大事な原則ですが、よく観察して長所を見つけ出すことがポイントです。とりわけ、その人が気づいていない美点を指摘できれば、相手にとって成長のきっかけにもなるだけにインパクトがあります。

ところが、他人をほめるのが苦手な人がいます。高い基準や理想から眺めているため、みな悪く見えてくるし（ねば子）、自分をほめられない人は人間の一面だけをみる傾向にあるから（さびしい子）、長所が目に入らないのでしょう。

家族や友人、同僚や部下をほめられない人は、自分自身を可愛がって長所を見つけ出し、ほめてあげる習慣をつけたいものですね。

❸叱るときのポイント

ともすると、感情むき出しになって「なぜ」を乱発したり、詰問・尋問になってしまいがちです。逆に叱ることが苦手な人もいるでしょう。叱るときのポイントは次のようなものです。

(1) 事実や基準にもとづいて誤った点を指摘する。
(2) 過去のことを持ち出さない（何度言ったらわかる！ これで三度目よ！ はダメ）
(3) 他人のいない場所で。
(4) やって見せ、させてチェックする。

もちろん命や健康など重大な損害が起こりうる事態で、悪いことをやったという自覚がない時などには、強いコトバ、声、口調で叱責することは「しつけ」の世界と同じ原則です。逆に、失敗のためにかなり落ち込んでいる時には、そこそこにとどめ、日が改まって双方の感情が落ち着いてから、教育的指導をするというのが効果的です。

図9 「叱るとき」に心がけること

❶感情むき出しはダメ
❷「なぜ」の乱発はひかえる
❸事実や基準にもとづいて具体的に
❹過去のことは持ち出さない
❺他人のいない場所で
❻やって見せ、させてチェックする

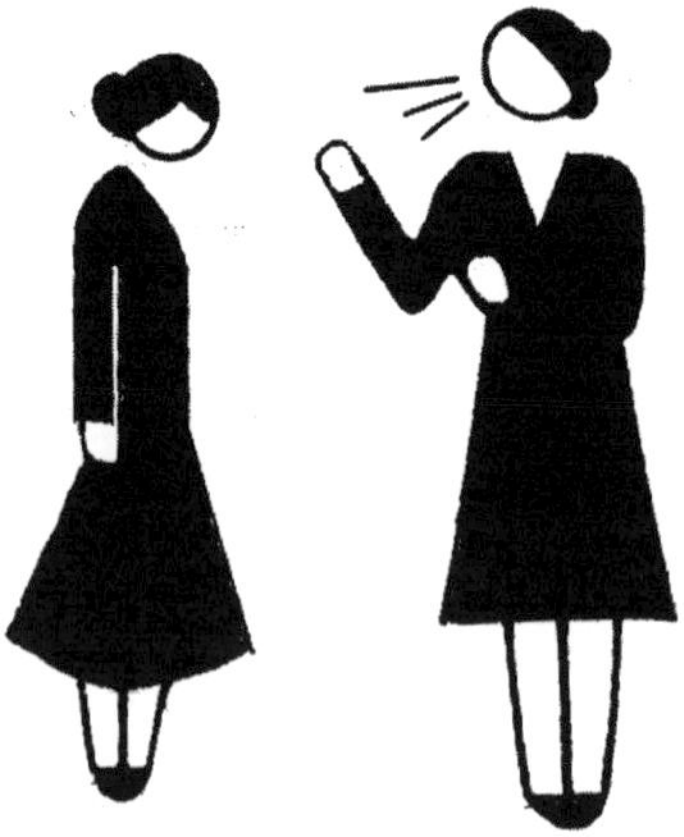

なぜ過去の事を持ち出すのが良くないかといえば、「自分はいつも失敗する」というイメージを植えつけて、改善の意欲を削ぐことにつながるからです。

職場のミス・事故は、「個人の責任」を追及しても解決につながらないことが、産業界の歴史の中で解明されています。「組織の原因」を明らかにすることが、ミスや事故を防ぐポイントです。

重要なミスは、誰が起こしても不思議ではないという精神で、グループの場でディスカッションし解明していくということになれば、ミス・事故も生きてくるのです。

5 望む、主張する ―― 自己を表現する技術

自分のホンネをさらけ出すのが怖くてイヤだという人がたくさんいます。仕事で問題意識をもっていても、「そんなことも知らないの」「新人以下だね」などと言われたり、思われたりするのがイヤだからでしょうか？

４章で書いた損保契約社員の平川さん（４章１１５ページ）のような、自己評価の低い「さび

しい子」タイプの方に多いようです。あるいは、職場の現状があまりにもひどいから、「意見を出してもムダだ」「どうせ、聞いてもらえない」という諦めの気持ちから自分を出さない人もいるでしょう。また、「何か言ったせいで自分の仕事が増えるのはイヤだから」という自己防衛の立場から自分を出さない人もいます。

人間関係で波風を立てたくない、周りに気をつかう「よい子」も自分を主張しません。自分を出さずに回りにあわせていくことは、確かに誰も気を悪くしないし、誰も傷つきません。でもそれは、相手の言うがまま、周りのなすがままであって、自分というものを見失い、長い間生きて働いてきたのに、「いったい自分の人生は何だったのだろう?」と深く苦悩することにもなりかねません（4章109ページ）。

だからといって感情をむき出したり、攻撃的な言動をしたりで、自分の思いを表現するのはイヤですね。

このように職場やプライベートの場面で、上手に自分を表現できないために苦しむ若い人が増えてきています。だから、自分の思いや意見、考えを適切に表現するための科学的な考え方、方法である「アサーション」がとても流行っています。

この本ではアサーションの解説を目的としているわけではないので、関心をお持ちの方は、この分野の権威である日本女子大学教授の平木典子さんの著書をお読みください。

ここでは相手に要求する方法について、平木さんの著書『自己カウンセリングとアサーションのすすめ』の中のDESC法を参考にして述べてみます。

❶ある状況を設定してみましょう

あなたは34歳で、専門職とは言わないまでも、上司や後輩からあてにされる仕事をして、最近の帰宅は8時近くです。夫は35歳で仕事中毒。帰宅は10〜11時過ぎで、土日も休日出勤をします。

あなたの子どもは4歳の女の子で、最近は延長保育を使っており、保育園の帰りは致し方なくファミレスで夕食をとることもあります。家に帰って子どもの相手をしながら夕食をつくり食べます。遊んだり、お風呂に入ったりして、掃除、洗濯をこなし、夫が帰ってくれば同時に彼の相手をします。職場や上司の愚痴を話してくれるのはいいけれど、聴くのは疲れるし、子どもも寝かさなければなりません。

そんなこんなで寝るのは1時近くになって、自分の時間が持てません。

彼は、人は良いのですが、結婚当初の約束とは違って、家事育児すべて「お前に任せた」状態になっています。

同時にあなた自身も、洗濯機に汚れた衣類がたまっているのはいやだというタイプですし、干すのを夫に頼めばシワを伸ばすこともできませんから、ずっと自分でやってきました。夫は早く帰ってきても夕食（夜食！）の後は何もしてくれないで、パソコンに向かってインターネットで遊んでいるみたいです。

でもさすがに限界を感じて、「これではいけない。肩こりもひどいし、何かスポーツをやりたい。せめて30分の自由な時間が欲しい。それがムリなら20分でも」と思うのでした。

そんな時、あなたはこういうステップを踏んで夫に要求を出すと、うまくいくでしょう。

●●●ステップ1

「最近の私は仕事が増えちゃって帰りは8時ごろ。子どもは育ち盛りで、すぐに服を汚しちゃうから、毎日洗い物があるの。あたしが迎えに行くのが遅くなって、寂しがってなかなか寝ないから、寝付くのは11時過ぎね。あなたの帰りは11時近くで持ち帰り仕事がある。

そんなのが私たちの状態ね」

●●● ステップ2

「ずっとがんばってきたけど、さすがに私も仕事と家事の負担がたまってイライラしてるの。この子に当たってしまう事もあるのよ。ごめんね〜って謝るんだけど、そんな自分がイヤで、私は泣きたくなっちゃうくらい！」

●●● ステップ3

「だから、一日に20分でいいから自分の自由な時間が欲しいの。別に家の外に出るってわけじゃないわ。隣のお部屋でチューブ体操をするから。もしこの子が起きていたら相手して欲しいの。それか食器を洗ってね」

●●● ステップ4

A　もし彼が「イエス」の回答なら、たとえば「ああ、わかってくれたのね。愛してるわ〜」と言って抱きつく。

B　もし彼が「ノー」の回答なら、たとえば「あなたの大変さもわかるわ。でも1週間考えてから結論を出して」と言う。

❷前の状況事例を解説すると

●●● ステップ1　客観的な現状を描写する（Describe）

あなたが何かを要求する時、相手が理解できるように、ありのままの事実を示します。ここで大事なことは、感情を交えず話すのがポイントです。

事例では感情的な言葉は一切使わず、「着る物も汚すから…」とか「あなたの帰りも11時近く…」などという「も」の表現すらありません。また3か所で時間について述べていますが、苦労やストレスのもとについては、自分の思いではなく、時間や個数、回数、場所などのような客観的な表現をすると良いのです。

●●● ステップ2　主観を表現する（Express）

その状況に対する気持ち、思いを、『私』を主語にして述べます。なぜ『私』という主語を明確にするのでしょうか？

たとえば妻が余りにも遅くまで働く夫に対して、

「こんなに遅くまで仕事をするのは体に悪いよ」と言うのと、

「こんなに遅くまで仕事をするのは体に悪いって、私は思うよ」とを比べてみましょう。

前者のように、主語をはずすと一般論のように聴こえて押し付けがましく聴こえることがありますが、後者のように「私は」を入れるとソフトに聴こえます。

ステップ3　提案を明確にする（Specify）

自分の望みや要求を相手が実行できる形で、イエスかノーで答えられるように具体的に提案します。望みがはっきりしないで、「何とかして！」では相手も困ります。

当たり前のことですが、相手に何かを求める場合、その何かをはっきりさせることが一番大事です。

ステップ4　返事への対応を選択する（Choose）

相手の返事、「イエスかノー」に対する答えを用意しておき、次につなげます。「イエス」なら成功！ですが、必ず自分の喜びや感謝の意を表現しましょう。「ノー」の場合がポイントで、うまく交渉したいところです。

「もう帰ろうよ」「まだ帰りたくない」「じゃあ、あと30分だけね」

「これ以上は高くつくからダメ」「もっと食べたい」「じゃあ、あと３００円分だけね」

❸行使しない権利は消滅する

ＤＥＳＣ法というのは英単語の頭文字なのでピンとこない方は、「客主提選」と覚えましょうと平木さんは書いています。いずれにせよこの方法は、いろいろな場面で役立ちますので、ダメもとで使ってみましょう。

けれどせっかく獲得できた20分の「権利」にしても、使わないでいると消えてしまいます。夫に気を遣って、自分の権利を使わなければ、元に戻ってしまうのですね。中世の教会法に「行使せざる権利は消滅す」という一節があったそうですが、まさにそのとおりなのです。

余談ですが、「千里の道も一歩から」ということわざがあるように、外国では「サラミの小出し的要求」という表現があります。一度ではかなえられない大きな望みでも、ほんの少しでも通せれば、それを既成事実として、あとは時間をかけて大きく育てようというものです。がんばってください。

6章 仕事のマネジメント

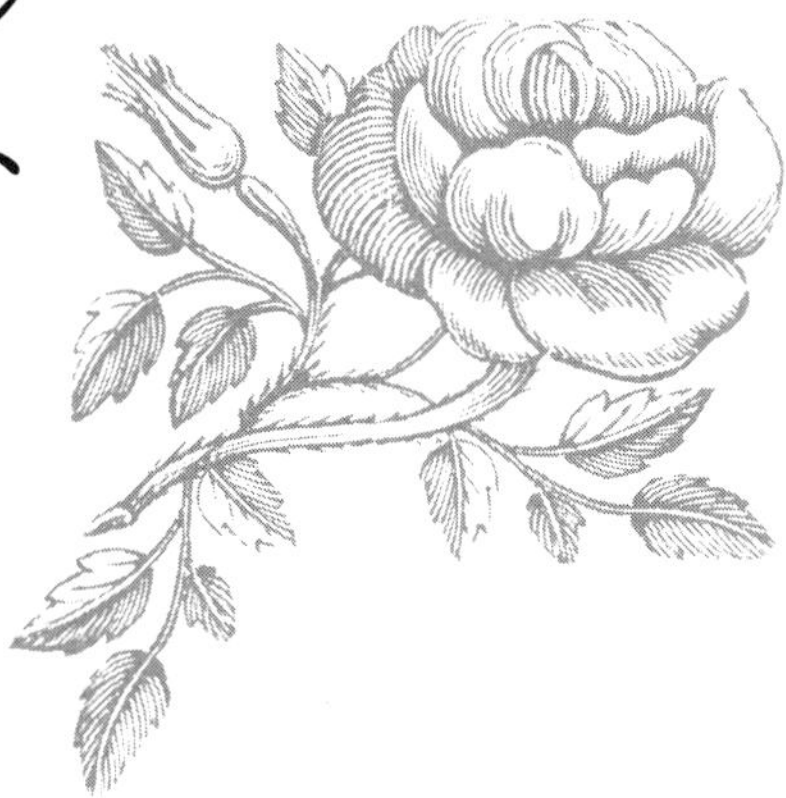

マネジメントとメンタルヘルス

2章では、色々なストレスのうちでも、ちりも積もれば山となるデイリー・ハッスル（日々の小さなストレスの積み重ね）が心へのダメージになることを示しました（2章57ページ）。

この章ではデイリー・ハッスルというストレスを減らしていくための方法について説明します。

それは毎日の業務をそこそこに管理することです……と書くと……、「それって管理職のやることじゃん。関係ナイ！」とか、「管理なんておこがましい。私は単なる一職員（社員）です」、あるいは「私は管理されたり、したりは嫌いよ！」という読者の声が聞こえてきそうです。とりわけ教師、看護師、保育士、ソーシャルワーカーのような対人サービス労働を職業とされている方は、そうお感じになるでしょう。

ささいにみえても大事な管理

ここでは、管理職であってもなくても、仕事には管理が欠かせないことを、整理・整頓を例に示します。

ナース室のテーブルの上がカルテや書類でゴチャゴチャになっている病院は、専門外の人間が見たとしても、「医療事故が起きそうな病院だ」と思うでしょう。生徒の持ち物やゴミで乱雑になった教室を見れば、「荒れているクラスだね。事件が起きそうだ」と感じるでしょう。台所が散らかっていれば、「あれ？　干しシイタケはどこにあるんだっけ？」「スープ皿はどこ？」ということになり、料理に手間をかけるより、探し物で手間どることにもなりかねません。

モノが散らかっているように、人間の仕事上の結びつきが乱雑ならば、一人ひとりが一つひとつの仕事をどんなに正確にやったとしても、全体の仕事はうまくいきません。

製造業では、整理・整頓に加え、清掃、清潔、しつけという5つのS（5S）を重視します（医療や教育、福祉の分野では「しつけ」のかわりに「接遇」を入れて、5Sとすれば、なじめるでしょう）。5Sの管理が行き届いた工場は、乱雑な病院よりずっと安全で清潔です。

●●● 管理職でなくても仕事は管理したい

仕事を管理することは、管理職であってもなくても、正社員であってもなくても、どの時代であっても、働いている人にとって欠かせないことなのです。最近では決断（意思決定）のスピードを速めるために、組織のフラット化といって、中間管理職の数を減らしていく職場が増えています。

対人サービス労働では、もともと管理職の数が少なくて、自分で判断し仕事の段取りを整える仕事が多いのです。3歳児をうけもつ保育士にとって、その日にみんなで歌う歌があらかじめ決められているわけではないように。ですから自分の仕事をマネジメントする技術を覚えることは、良い仕事をするうえでためになるのです。

また、小売業をはじめとした第三次産業では、正社員の数が少なく、職場の10％にも満たなくて、あとは非正社員（パート社員、派遣社員、契約社員、下請けの人、外注先の人など）が多数を占めます。良い悪いは別にして現実には正社員が非正社員を管理している（2章58ページ）ので、マネジメントについて学ぶことは、心の健康と良い仕事を両立するうえで役立ちます。

●●● 管理職をチェックできる

4章で書いたように、自分に自信が持てない敏感な「さびしい子」タイプでは、上司や同僚から責められたら、そのとおりに受けとって「自分はダメな人間だ」と思ってしまいがちです。けれど123ページ（4章）に書いたように、この世の中では〈他人からの評価＝事実〉とは限らないのです。

マネジメントについて知っていれば、「それは私のミスではないわ。係長の言っていることはヘンだ」と謎が解けて反論してもいいし、できなくても同僚や家族に愚痴をこぼせるでしょう。

心の中で「係長、しっかりしてよ！」「あなたとは相性が合わないのよね～」と気の持ち方をかえて、一人で落ち込んだり、考え込んだりすることなく、ストレスをサラっとかわすこともできるでしょう。

●●● 古い日本風のマネジメント

マネジメントといえば、何百冊ものビジネス書や経営書があります。けれど、わが国のマネジメントは長い間、欧米と比べて科学的な根拠に乏しくて、どなって気合を入れたり叱咤激励したりという精神主義の濃い「体育会的マネジメント」が盛んでした（もっとも、現代の真に強いスポーツの分野では、逆にサイエンスに基づくコーチングがなされています）。

中には営業などで社員を屋上に集めて、「月に△△円売れなければ、そこから飛び降りる覚悟をしろ！」などと恫喝する管理職もいます。

対人サービス労働でも似たようなものです。

新人看護師がいくら考えてもわからない事があり、思い余ってプリセプター（新人を指導する4、5年目の先輩看護師）に質問しました。そうしたら、「そんなことも知らないの？　自分で考えなさい！」と、恫喝ではないけれど、心を傷つける皮肉が返ってきたのです。

それで良い仕事ができて、本人もハッピーで心が健康ならば何もいうことはありませんが。

昔の高度成長の時代には、そういうやり方でも成功しました。仕事の世界は様々なマネジメント法があって、利益があがれば何でもＯＫという世界ですから、我流の管理が当たり前の職場が多いのも確かです。

でも今の時代は、仕事の質だけではなくてコストやスピードも求められる大変な時代ですから、科学的な裏づけのあるマネジメントでないと仕事は回っていきません。

仕事のマネジメントは、はたらく人の気分や感情を刺激するだけではなく、仕事そのものを組み立てる技術であり、指示・報告、予定管理、目標管理、負荷管理などさまざまなものから成り立っています。

もちろん本書には、これらのことを深めていくスペース上の余裕はありませんので、仕事の上で常識となるごく初歩的なことを書きました。つまり色々な技法の手引きに当たるものなので、もっと深めたい方はインターネットなどをご覧になってください。

1 指示と報告

ものを頼んだり、頼まれたりするのが職場の日常、いえプライベートを含めての日々の連続です。パートナーに買い物を頼むとき、「あ、それからトマトも買ってきて、ミニトマトじゃなくて、普通サイズで5個入りくらいの。できれば桃太郎トマトがいいわ。この前みたいにつぶれたのを選んではダメよ」などと頼みますね。

パートナーや家族の間では、こんな細かな指示を出しても平気です。

ところが不思議なことに、職場では実にあいまいな指示が出されます。

❶あいまいな指示はストレスになる

こんな事はありませんか？　ある民間保育園での出来事と考えてください。

あなたは経験17年のベテラン保育士で数少ない正職員です。40歳すぎても、子どもたちとかけっこをしてもぜんぜん平気な体力があって、園で歌うような歌はそらで2番まで歌えるし、ピアノやキーボードなどの鍵盤はお手のもの。アンパンマンとかプーさんの指人形なども家で器用に作ってしまう。悩みを抱えた母親たちの愚痴も共感をもって受け入れられるという、とっても有能な保育士です。

ある時、園長（女性）からこう言われました。

「この頃、園児たちが残す昼食やおやつの量が多くて問題になっているわ。それはあなたもそう思うでしょう。給食センターに改善を求めたいのだけれど、あてにならないから、私たちで嗜好調査（注　簡単にいえば残したものの調査）をやりたいの。やり方は、あなたに任せるからよろしくね！」

それだけ言って彼女は帰ってしまいました。

さあ、こんな風にものを頼まれたら困ってしまいますね？

調査のやり方について、いろいろわからない点があったものの、園長に任せられたということで、あなたは自分なりに調査用紙を作ってみました。でも、どうも思うようになりません。スポーツや音楽は得意だけれど、調査なんてよくわかりません。そのうち、同僚が腰痛で2週間も休んだので、皆、そのカバーで大忙し。もちろん園長も手伝っていました。そんなこんなで、調査は手付かずでしたが、園長からは何も言われなかったので、「まだ大丈夫」と思っていました。

ところが1か月後、突然、園長から、「あの調査の結果、どうなったの？」

当惑したあなたは「まだです」と正直に答えました。すると園長は顔色を変え、「今まで何をやってたの！　あたしは理事長から催促されてるのよ！　せっかくあなたを信頼して任せたのに。ともかく来週までに終わらせてちょうだい！」

❷指示は少なくとも5W1Hで

民間製造業の職場では、このような事はないでしょうが、マネジメント教育が不十分な対人サービス労働では似たようなことがあるでしょう。

あいまいな指示（命令）は次のような状況で生じます。

（1）上司の頭が整理されていなくて、業務の組み立てがはっきりしていない。

（2）部下に対し明確な指示を出すことへの遠慮がある。

（3）指示を受ける人が適切な質問を出せない状況にある。

あいまいな指示は、本来ならば発生しないはずの突然の予定変更をもたらし、指示を受ける人の仕事を乱し、残業や持ち帰り残業が増えて大きなストレスになります。

指示は最低限、英語でいうところの「5W1H」で出すことが不可欠です（図10）。

図10 指示・報告はせめて5W1Hで

●何を？	WHAT	仕事の内容
●なぜ？	WHY	目的
●誰が誰と？	WHO	責任者、チームの有無
●いつから、いつまで？	WHEN	開始と終了期限
●どこを？	WHERE	対象となる範囲
●どのように？	HOW	具体的な方法

経過の報告、連絡相談はどのようにするかの約束も

●●● 何を？　What

何をするのか、何を目的とするのか？　事例では食べ残しのチェック、つまり嗜好調査をやるということだけは、はっきりしていました。

●●● なぜ？　Why

なぜ、何のためにというのは業務の目的です。先の例では園長が給食センターに改善を求めたいということでした。あとから聞いた話では、嗜好調査は理事長の思いつきで、結果によっては今の給食センターとの契約をやめて別な所にするためのデータ集めだったそうです。

業務の目的は指示を受ける人の水準にあわせて、できるだけわかりやすく話す必要があります。

その際、より上級の管理職の考えや、経営の立場からもくわしく解説をする方が相手の理解を深めるのです。「ともかくやって！」「みんなやってるから」「私の言うようにやればいいのよ」では、人間の能力は引き出せせません。

●●● 誰が　誰とやるの？　Who

園長は「やり方はあなたに任せる」と言いましたが、責任ばかり任せて権限をはっきりさせていません。

2章で触れましたがストレスの大きさは責任が分子で、権限が分母という分数で表わせますから、これでは大きなストレスになります（77ページ）。

一人でやらなければならないのか、後輩などにも手伝ってもらえるのか、さっぱりわかりません。園長はたぶん助け合ってやれと言っているつもりなのでしょうが、せめて「あなたを手伝うように、私から皆に言っておきますから」くらい言う必要があります。

つまり仕事の責任者と協力者の有無、つまり誰が誰とやるのかをはっきりさせる必要があります。

●●● いつ、いつまでに？ When

この園長の指示では、調査をいつから始めて、いつまでに終わらせるかの期限がありません。遅くとも△月△日までに、とりあえず調査を終わってほしいという期限がないとどうにもなりません。

仕事の期限を示すことは相手へのプレッシャーではありません。

期限がはっきりしない指示を受ける人は、予定がたちません。最悪の場合、指示を出した人の気まぐれに左右されてしまいます。「あれ、どうなっている？」と点検されないから、のんびりやっていたら、この事例のように、ある日突然、「来週までにやって」というのが結末になります。

●●●どこで？ どこを？ Where

仕事を指示する場合、仕事の場所や業務の範囲をはっきりさせる必要があります。園全体なのか、1つの組ならば、どこの組で調べるのか？ 2つしかないものなら、どちらをしらべるのか？ たとえば、男児と女児のどちらか(Which)。これがあいまいだと、やはり仕事の予定が立ちません。

●●●どのように？ How

園長の指示では、記録用紙はどうするのか？ 子どもごとに記録するのか？ 1日ごとに全体で残したものを記録するのか？ 報告書はどうするのか、何部作るのか？ などなど、もうわからないことだらけです。

もちろん、調査の方法の全部をあらかじめ決めておくことはムリです。だから園長は「あなたに任せるわ」と言ったのですが。

●●● 報告・指示という打ち合わせが欠かせない

園長に何が欠けていたのかといえば、部下に仕事をまかせる場合、進み具合を定期的に報告してもらい、その場で点検して「仕事の手順」を指示することだったのです。また園長は、最終責任が自分にあることを相手に示す必要がありました。

こんな大事な調査を他人に任せる場合、園長は少なくとも次のような指示をして、あなたは不明な点を確認すべきでした。

園長「最近、子ども達がお昼やおやつを残すので困っているの。だから嗜好調査をやりたいの。理事長が気になさっているのよね。子ども達が食べないものばかり出すような給食センターではね。結果次第では、他のところに変える可能性もあるの。大事な調査だから、あなたに頼みたかったの。で、あなたに責任者になってもらいますね」

あなた「そんな大事な仕事、私の手に余るかもしれません……」

園長「分かっているわ。でもあなたならやれると思うの。そのかわり、AさんとBさんにサポートするように私からキチンと言っておくわ。パソコンもプリンターも好きなように使って。ほかに必要な物品があれば私に言ってね」

あなた「いつまでにやるのですか？」

園長「調査の期限はねえ、とりあえず一人ずつ何を残しているのか知りたいから、来月半ば、そうね、遅くとも20日までには終わらせて。見かけは大変そうに思えるかもしれないけれど、園全体を調査する必要はないと思う」

あなた「といいますと？」

園長「そうね、3歳児のあひる組の15人だけでいいわ。5日間ほど、一人ずつ何を残したか記録してちょうだい。記録用紙はあなたに任せるから。ほかに何か質問あるかしら？」

あなたは幸い、手帳にメモをとっていました。すると、

園長「ごめんなさい。そのメモちょっと見せてね。……うん、そんなとこかしら。そんな緊張しなくていいのよ、この仕事で遅くなったら、ちゃんと残業つけてかまわないわ。あ、それから、来週の金曜日には、調査の進み具合を報告してね。そこでまた打ち合わせをしましょう」

●●● 仕事上の疑問点はその場で確認

「よい子」さんの中には、とかく気を遣って、わからないことは、後から調べようとか、自分で解決しようという人がいます。あるいは「さびしい子」さんでは、こんなこと質問して、仕

事のできない人と思われるのが嫌で、聞きそびれてしまう人がいます（4章115ページの事例損保会社の平川さん）。

わからない点を先延ばしにしていくと、事例のように大変な事態になるリスクがあるので、その場で確認するというのが、ルールのある働き方です。

指示・報告は約束事

別ないい方をすると、厳しい時代だからこそ指示・命令ははっきりさせ、上司と部下の双方が確認しあってこそ、はじめて効率的になっていくのです。多くの業務がからみあって仕事の急な変更が多い職場であるほど、頼まれた仕事の中身を確かめて責任の範囲をはっきりさせることが大切です。

頼まれた仕事は約束事ですから、指示内容にもとづいて誠実に実行するだけで良いのです。そうすれば、ムダな作業、ムリな予定というストレスは減っていくのです。

そして、わからない、できないと思ったら、率直に「どうやってやればよいのですか?」と上司にたずねる勇気をもちましょう。

2 予定管理

❶いろんな仕事が次から次に

現代では種類の違う仕事が同時にやってきます。

教師でいえば、毎日の授業という教育実践と校内の実務を分担する校務分掌とか。看護師でいえば、日々の看護の他に、一例をあげれば、医療安全業務（例　針刺し事故を防ぐマニュアル作りとその徹底など）もあります。

また日々の仕事では、複数の仕事が同時に並行するだけでなく、急に増えたり、予想もしなかったトラブルが起こるのが普通です。多くの仕事が波のように押し寄せてくる毎日ですが、脳を過労状態にしないためには、どうやって泳ぎぬいていけばいいのでしょうか？

❷仕事の組み立て方を学ぶ

前の章では、現代の職場では「仕事に励むしくみ」が発達していることを述べました。いつも仕事に前向きである3つのタイプの人々、「よい子」「ねば子」「さびしい子」が、こういう仕組みにはまり過ぎてしまうと、脳が過労状態になって発病することがあることを書きました。

では心も体も健康で良い仕事をして私生活もハッピーでありたいという、あたり前の望みをかなえるためには、どうすればいいのでしょう？

それには「仕事の組み立て方」を学ぶことです。

❸遠距離恋愛のカレシとデート

それではシミュレーション・ゲームをしてみましょう。

あなたは25歳の独身女性です。仕事をバリバリやっているつもりです。実家を離れて１ＤＫのアパートで一人暮らしですが、ハッピーなことに遠距離恋愛中の彼氏（30歳）がいます。

●●● 明日は特別なデート

さて、明日の土曜日は1か月ぶりにカレシとデート。朝8時に彼が車で家まで迎えにきてくれて、そこから東京ディズニーランドに行くという約束でした。その週もいつものように忙しく、毎日めいっぱい働いて、デート前の金曜日も家に着いたのは夜の10時近くでした。

これから気合を入れてやることがあります。それは苦手な料理をすること。明日こそ、彼からのプロポーズの言葉を聞きたい、そんな雰囲気の今日この頃でした。そのためにはコンビニ弁当や、東京ディズニーランドのお菓子ではキメられないというわけ。彼は豚の角煮が大好物なので、それをメインに作ってあげたい。作り方は先月実家に帰った時、母親からレンジでやれば1時間というのを教わりました。

ケータイが鳴りました。彼の声です！

明日、彼はデートの後、家に帰る予定でしたが、仕事がキャンセルになって一泊していけるというのです…。やったー！　うれしさ１００％です。

「いよいよプロポーズかも！」とドキドキ。でも……。あなたは考えました。

豚の角煮は絶対作らなきゃ。

洗濯物もたまっているから、洗わないと（幸い下の階は空き家）。

お泊りなら、もう少し部屋を片付けないと……。少し拭き掃除もしないとね……。というのは、彼は鼻炎なので、ほこりが苦手なのです。

で、あなたは毎日の仕事のように時間に追われることになります。でも、「いつものデートとは違うかもしれないから、寝不足はいけないわ。ピシッとメイクして、あの勝負服着てかなきゃ～、早起きしなければ、６時半には起きたいわ！」と気合いを入れるのでした。

●●● 夜の12時過ぎに寝ようと予定をたてた

とはいえ、すでに夜の10時。上手に家事をする必要があります。

次のように考えました。

「豚の角煮は洗濯しながらでもできる。料理しながら、お掃除もできる……。なんだ、1時間半もあれば全部できるわ。素早く脱水の終わった衣類を隣の部屋に干せば、彼がやってくる朝までには取り込めるだろう、今年は暑い夏だし。10時の今から始めても、11時半には全部を終わり、シャワー浴びたりしても40分くらいでいいから、12時すぎには寝られるわ。6時間ちょっと寝られれば、明日はOK！」

角煮などを作りながら掃除をしていた11時ちょうど、またケータイの音が……。ところが彼氏ではなく、同僚、といっても5年先輩の裕子さんでした。「あ〜、長電話になる！」とあなたは思いました。裕子さんの電話は、たいてい1時間かかるのです。いつも話の内容はたいした事ではなくて、聴いてあげればそれで済むようなものでした。それに新人のころからお世話になってきた関係から、そっけない態度はとれません。

予想どおり裕子さんは「ごめんね、こんな夜遅くに。でも、あなたしか話せる人がいないの！」と一方的に話し始めます。
明日は大事なデートなのに、長電話は困ってしまいます。

事例　**AとBの2つの選択肢をあげてみました。さあ、あなたはどっちのタイプですか？**

A　「ごめんなさい、明日は朝から大事な予定があって……。今度、こちらから電話しますので」などと言って断る。

B　先輩の話を最後まで聴いて、睡眠不足になっても彼のことを考えて、キチンと掃除もする。

Aを選んだあなたは…

「先輩ごめんなさい、明日とっても大事な予定があって……。明日の晩、私からかけますので」と言って電話を切ったのですが……。
汚れた衣類が予想外に多いだけでなく、
料理の準備にてまどって、角煮づくりは遅れていたし、
角煮の臭いが部屋にこもっていることに気づいて、洗濯物を室内に干すための空気の入れ替

えに時間がかかり、
後片付けで耐熱ガラスの容器に油がべったりついて、洗うのに結構時間がかかり、
結局、1時間半ですむと思っていたのが、2時間ちょっとかかってしまい、シャワーを浴びて寝たのは1時でした。

それでも5時間半眠れたあなたは、お弁当をぱっと広げられたし、帰りの車中でも笑い声が途絶えませんでした。

すると彼は帰り道にめずらしく、スーパーに寄りました。そして5000円もする高級ワインとあなたの好きなカマンベールチーズ、そして彼自身が大好きなプリングスのポテトチップを買いました。家についた彼は、「今夜は俺がやるから、休んでいろよ」と言って、カマンベールチーズを、たどたどしい手つきで切りました。それから、お皿に盛り合わせ（お皿はベタベタ）、テーブルの上に置きました。

カバンの中から、恥ずかしそうに小さな紙箱をとりだし、箱を開けました。それは鮮やかなブルーのロウソクの入った小さなガラス製のキャンドル。少しふるえる手で、ライターで火をつけ、「お、俺、今ちょっと緊張してっから」。

あなたも目をパッチリ開けて、うなずきました。

「あ、青い色見ると心が落ち着くんだよね、なぜだかわからないけど。お前ってさ……」

「ん?」

しばし沈黙の時間が流れて……。

「結婚しよう!」

二人は抱き合って、めでたし、めでたし。


Aを選んだあなたは、おそらく発病しにくいタイプでしょう。

●●● Bを選んだあなたは…

先輩の電話で1時間ほど遅れても、5時間ちょっと眠れれば何とかなると思いました。ところが少し話を聞くと、いつもと違う深刻そうな内容でした。どうも先輩の夫が浮気しているらしいと。彼女は離婚するなどと言い出して切るきっかけを失い、やはり1時間、話を聴くはめになり、ケータイの電池が切れてしまいました。

すでに12時を過ぎて、それからおくれた分を取り戻そうとしましたが、台所の後片付けをして、洗濯物を干すのに空気を入れ替え、午前1時過ぎになってしまいました(家事に予想外の時間がかかったことはAを選んだ人と同じです)。シャワーを浴びながらも、「あんなに仲がよかった夫婦なのに……。私たちも、そういうことで悩む事があるのかな?」などと考えこんでしまいました。ふとんに入ったのが午前2時近く。

でも先輩の深刻そうな顔が目に浮かび、一方では、「彼はプロポーズしてくるだろうか？」と興奮して頭が妙にさえてしまい、眠ろうとしても寝つけません。

「こんなんじゃ、彼と会うとき目がショボショボね！」と気づき、何とか気分を切り替えようとしましたが、結局寝たのは3時近くでした。4時間に満たない眠りに、目覚ましのブザーはきつかったけれど、気合いを入れて起きました。

それでも25歳の若いあなたは東京ディズニーランドで、はしゃぎまくりでした。でも帰り道は渋滞し、ともすると先輩のハナシが頭に浮かんできて、つい無口になってしまうのです。彼も無口でした。やがて「そんな事考えてもはじまらない。私たちカップルは違うの！」と思ったら、ホッとして急に眠気に襲われ、気づいたらアパートの駐車場でした。

優しい彼は、いつものように泊まっていったのだけれど、無口になって眠りこんでしまったあなたに気を遣って、大事な話（プロポーズ）はしないで日曜の朝帰っていったのでした。

Bを選んだあなたは優先順位を間違えたのです。

一生のパートナーになるかもしれない彼との大事なデートと、先輩の夫の浮気バナシとで、大切さの区別がついていなかったのです。後から聞いた話では、先輩の誤解で、夫は浮気なんかしていなかったのです。

大事なものの見分けがつかないと、恋人どころか、自分の命まで失ってしまうのが現代です。

「そうはいっても職場の人間関係は大事よ。どちらも無視できない!」という人は欲張りかも? そして、Bを選んだ人は仕事やプライベートで大変な時があるかも?

➡ でもダイジョーブです。次をしっかり読めば心配ありません。

❹後片付け、気分の切り替え、次の仕事の準備

Bを選んだあなたは、多分、「よい子」「ねば子」「さびしい子」のいずれかでしょう。彼だけでなく先輩からも、誰からも良く思われたいと思う、欲ばりな方です!

それはともかく、Aを選んだ人、Bを選んだ人も頭の中では次のように考えたはずです。

料理、掃除、洗濯で1時間半、シャワーなどで40分、先輩との電話1時間というように。

ところが現実には料理の後片付けや、部屋の換気などで、およそ40分の余分な時間がかかりました。また先輩との電話もそれ自体は1時間ですみましたが、深刻な話を聞いて脳が興奮して眠れなくなり、気分が切り替わって眠れるまでに予想外の時間1時間がかかったのです。

図11　予想と現実

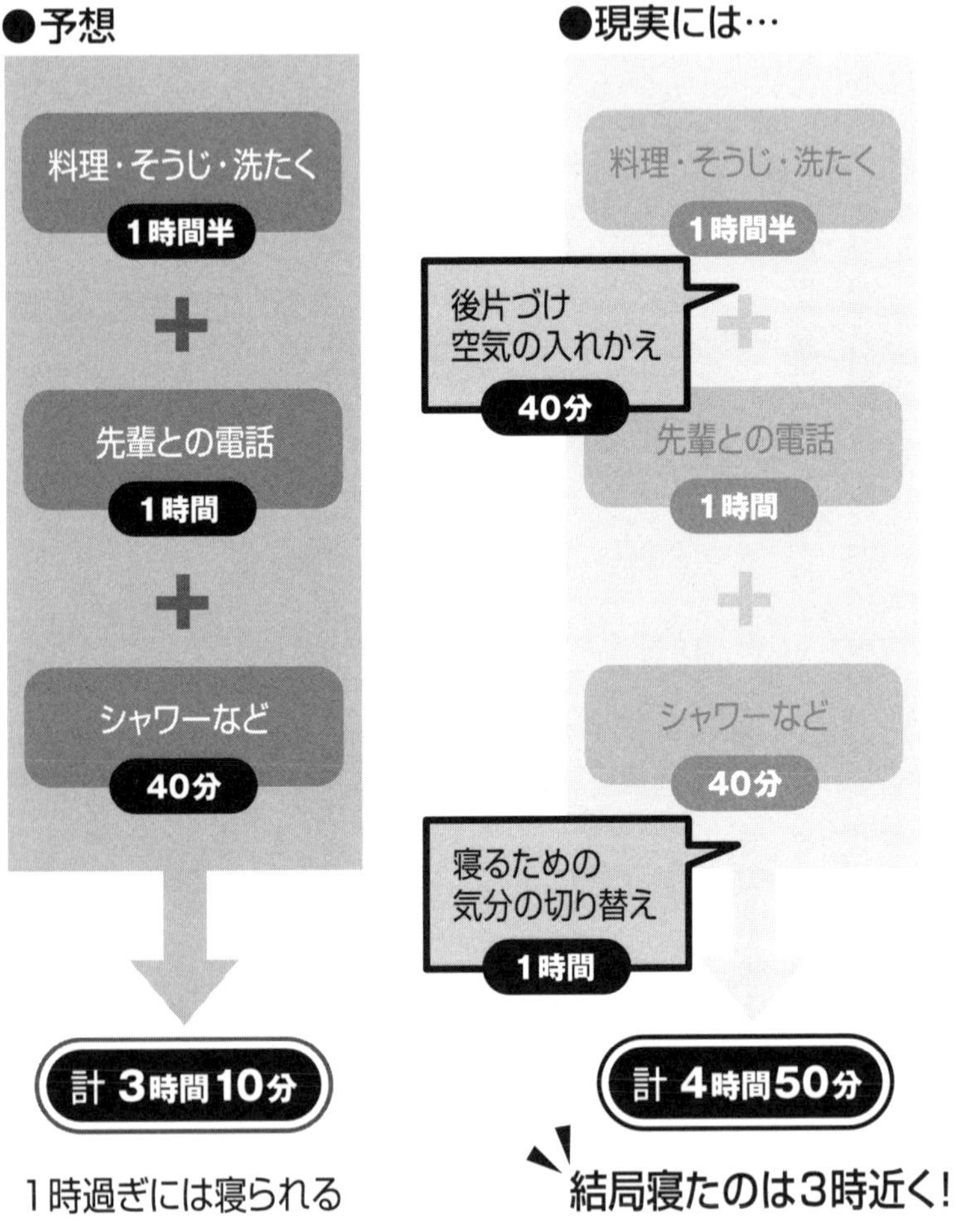
●予想
料理・そうじ・洗たく
1時間半
先輩との電話
1時間
シャワーなど
40分
計 3時間10分
1時過ぎには寝られる
●現実には…
料理・そうじ・洗たく
1時間半
後片づけ
空気の入れかえ
40分
先輩との電話
1時間
シャワーなど
40分
寝るための
気分の切り替え
1時間
計 4時間50分
結局寝たのは3時近く!

こういうことは私生活だけでなく、仕事の上でも同じです。仕事というものは、そのものに集中できる時間だけでなく、後片付け、気分の切り替え、次の仕事の準備などからも成り立っているのです（図11）。

❺正味の時間と容器の時間

仕事の例で考えてみましょう。

あなたはある日、研修を受けることになりました。午前と午後各2時間で次のようなテーマでした。

「子どもにクレジットカードや消費者ローンについて、どう教える？」

「暴力的な子どもに向き合うには」

翌日職場であなたは、それぞれのテーマについて、１０００字ほどの報告書を書くことになっています。文章を書くのが苦手ではないあなたは、それぞれのテーマについてせいぜい１００分ほどパソコンに向かえば、書けると思っていました。

では2つのレポートを書くには、どれだけの時間がかかるでしょうか？

１００分かける2は２００分で、3時間20分でしょうか？　絶対にそんなことはありません。

図12　仕事時間は「正味の時間＋容器の時間」

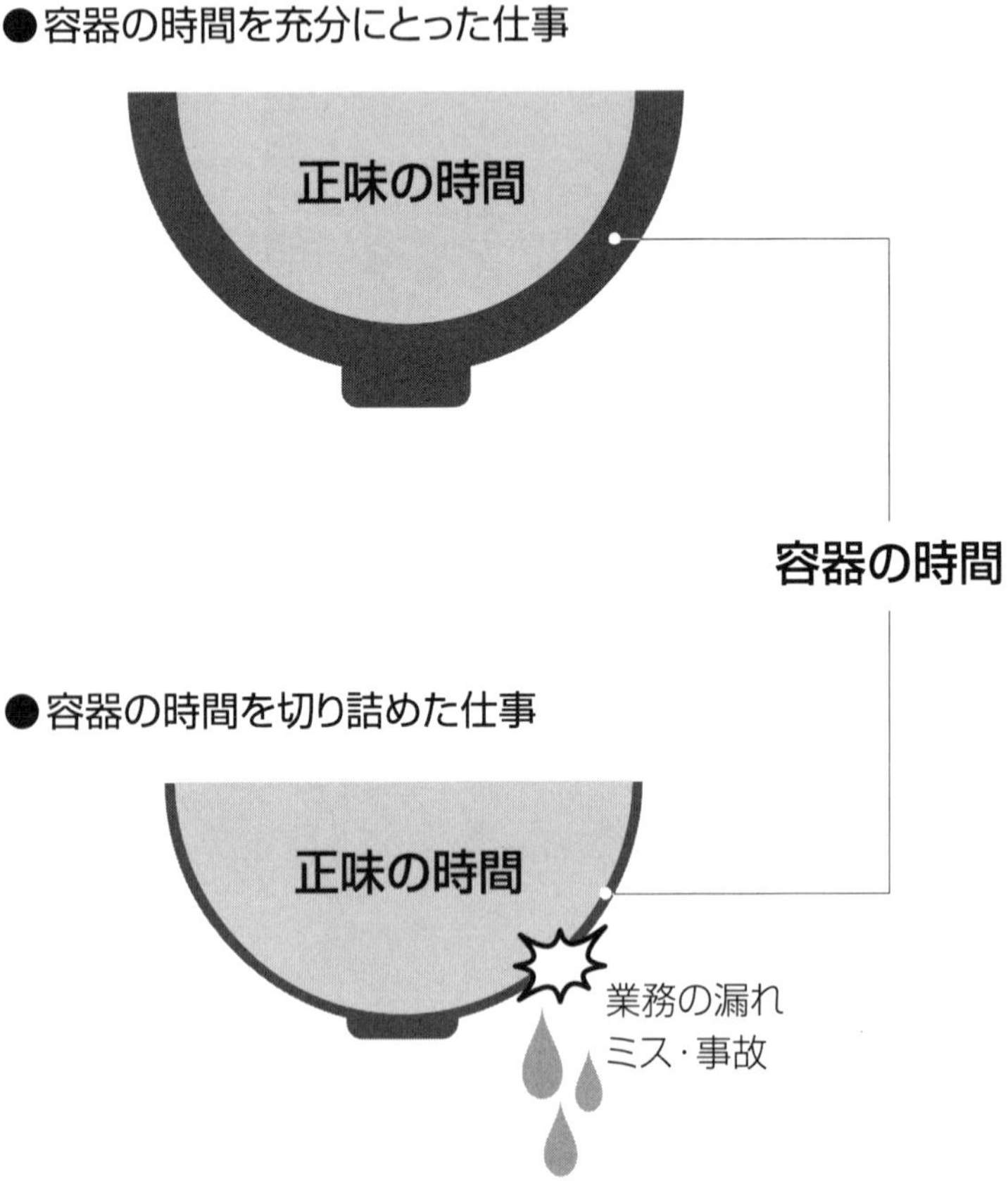

先ほどの「遠距離恋愛のカレシとデート」と同じ事で、パソコンに向かう前に研修のメモを取り出すなどの準備が必要ですし、電話などで作業が中断され、気が散るかもしれません。また、ひとつのレポートを書き終われば、疲れてしまい、気分の切り替えをしないと、作業が続きません。

繰り返しになりますが、このレポート作成という仕事も、「パソコンに向かって業務に集中できる正味の時間」に加えて、「後片付け、気分の切り替え、次の仕事への準備のための時間」からもなりたっているのです。

ここで仕事そのものに集中できる時間を「正味の時間」、後片付け、気分の切り替え、次の仕事の準備など、一見余分に思えるけれど、仕事をするために欠かすことのできない時間を「容器の時間」と名づけます。そうすると、

仕事時間 ＝ 正味の時間 ＋ 容器の時間　となります（図12）。

❻１００分でできると思う仕事は１４０分かかる

ところが不思議なことに予定を立てる時は、正味の時間だけで考えて、容器の時間のことを忘れたり軽く考えたりする人がいます。そういう人は、どちらかというと「今日の仕事は、今

日中に終わらせなければならない」というまじめな方です。

容器の時間を軽く見ると、みかけはたくさんの仕事ができそうに思えます。しかし、予定では余り遅くならないはずなのに、いつも帰りが遅くなってしまいます。そして、「予定外の仕事が入ったから遅くなった」と思うのです。能力があるのに、詰めこんだ仕事に振り回されて、平均以上の長時間勤務に陥る人もいます。そうなると、睡眠不足になって、ミスや事故が起こりやすくなるのはすでに述べたとおりです。

容器の時間を減らして、たくさんの業務をこなそうとするのは、とても危ないやり方です。すべての仕事では、容器の時間つまり準備や後片付け、気分転換が大切になります。仕事の前後で整理・整頓がなされていないと、探し物をするというムリ・ムダが増え、ミスや事故も起こりやすくなります。

ミスが起こりやすくなるのは、いつもとは違うことが起こった場合、気分を切り替えるための時間が少ないので、その出来事が気になって、集中力が落ちるからです。結局、

- 仕事のできない人は長時間勤務になって、脳が疲労しやすくなります。
- できる人はムリしてやってやれないことはありません。でも、それがクセになると、予想外のトラブルに襲われた時、大きなミスをする恐れがあります。なぜなら、いつもギリギリまで仕事を抱え込んで、脳が疲労して判断力が落ちているから。

❼「4割増しルール」で予定を管理する

簡単にいうと、仕事の予定を立てるには、正味の時間の4割増しで考えるのが正解です。

これを「4割増しルール」と呼びます。先のレポートの例でいえば、「せいぜい100分もパソコンに向かえば」と考えるのではなく、「レポート作成には140分かかる」と考えたほうが良いのです。4割増しでスケジュールを組めば、多少のアクシデントがあっても（あるのがフツー）、責任もって仕事を完成させられます。

逆にいうと、レポートを書くための時間が140分あっても、実際にパソコンに向かって作業に専念できる時間は、その7割の100分と考え、予定を立てるべきなのです。

参考 予定の立て方について詳しく勉強されたい方は、産業医科大学のジャン・ドウーソップ先生の著書『元気に働くための3つの基本』（中央労働災害防止協会）をご参照ください。

くどいようですが、たとえば通常の業務に加えて、正味1時間で終わる業務があるとします。その業務をするために通常業務からフリーになる時間が3時間あったとして、「私は3つの業務がやれます」と考えたらダメです。お腹一杯に食べ物を詰め込むのと同じで、仕事の質が低下してミスやトラブルが起こって信頼をなくします。ムリにこなせる人はもっと危険で、長い間の積み重ねがもとで発病し、最悪は過労死、過労自殺をもたらします。

それでも「4割増しルール」は、心身が健康で良い仕事をするうえで不可欠なものと考えましょう。

「4割増しの余裕時間なんて非現実的」と言う人はいませんか？

容器の時間は余裕時間ではありません。仕事をキチンとこなすために欠かせない時間なのです。これが削り取られていくと、薄い容器に穴があいて、中の仕事が漏れていくようになります（図12）。

❽確かに仕事は多すぎるけど

読者の中には「いつも帰りが遅いのは、仕事の量が余りにも多いから。別に好きで仕事を詰めこんでいるのではない。筆者は言っていることがおかしい」とお感じの方もいるでしょう。

仕事の量が多すぎる、確かに現代の職場はどこもそのとおりです。でも、そう言ったところで、人手が増えるわけではありません。

そういう現実の中で、つまり「仕事に励むしくみ」が発達しすぎている職場では、がんばり屋さんである3つのタイプの方にとって、奮闘が裏目に出て発病する恐れがあることは繰り返し述べました。そもそも法律上で「安全配慮義務」というコトバがあること自体、仕事というものは時として危険で有害なものということを意味しているのです。

現代の「危ない職場」では、仕事に対する考え方を切り替えていくことが欠かせません。

以前、教師対象のある講演会で、「先生は疲労の回復が大事だとおっしゃいましたが、私は子どもたちの『勉強が解った！』という笑顔を見るとすべての苦労が吹っ飛びます。社会的に意味のある、やりがいのある仕事では仕事そのものがストレス解消になるのでは？」という意見が出ました。読者のみなさんは、この意見についてどう思われますか？

心も身体も元気で良い仕事をするためには何よりも科学的な仕事の組み立て方が必要です。仕事のやりがいや達成感はストレスへの反応を軽くしてくれますが、やはり長時間勤務は危ないのです。研究や開発の仕事も同様です。やりがい、生きがいのあるはずの仕事でも、うつ病になったり過労死したりするのです。ちなみに社会的に意味のない仕事などありません。

❾優先順位が仕事と健康を守る

「遠距離恋愛のカレシとデート」のように、私生活だけでなく、仕事面でも突然の出来事で、予定が狂うこともしばしばです。でも、そのたびに「4割増しルール」を破ったら、同じことの繰り返しで、「心も体も健康で、良い仕事をしたい」という望みを断念するほかありません。

科学的な仕事の組み立てには、何よりも仕事の優先順位が大事です。突然の仕事が入って、今やっている仕事の秩序が崩れそうな時、次のような対応を考慮する必要があります。

A 「すいません。今の仕事が終わるのは明日ですから、明日以降にやります」と言って、突然の仕事そのものを後回しにする。

B 「上司と相談してからお答えします」と言って上司と相談して、その突然の仕事について、予定を変更してでも、今日中に終わらせる必要があるかどうか決めてもらう。もしそうなら同僚や後輩に手伝ってもらうよう工夫する。

C ふだんから仕事の相手（お客、クライアント、患者、家族など）と、急な出来事が起こった場合の打ち合わせや約束をしておき、連絡して良い時間を限定する。

つまり、「今日の仕事は今日中に必ず終わらせる」という心構えは、時と場合によって変えても良いということです。もちろん突然入った仕事というのが事故やトラブルならば、最優先すべきです。しかし何の仕事でもそうですが、管理職ではない一般社員（職員）が事故やトラブルに出あった時、必ず上司に連絡し判断をあおぐことが欠かせません。

管理職が一般社員（職員）と違うのは、事故やトラブルに対応する責任があることです。ところが、医療、教育、福祉、保育などの対人サービス労働についている人では、管理職と一般社員（職員）との責任の区別がつかない人たちが、管理職も含めて多いようです。

「皆が同じ責任を持つのが良い職場」という、とんでもないルール違反をしている所も中にはありますが、それは大きな誤りです。事故、トラブルの時はもちろんのこと、突然舞い込んだ仕事にどう応じるかは、より責任と権限のある上司に判断してもらうことが望ましいです。

要するに業務には優先順位をつけ、それがわからない時は上司と相談するというのが仕事のルールです。

⑩本当にあなたの仕事？　本当に緊急？

ところが業務に優先順位をつけるのが苦手な人がいて、予定外の仕事は何でもかんでも大事な仕事と思って、責任のある本来の業務を放っておいて、その仕事に手をつけてしまう人がいます。

筆者が産業医として、過労死予防のために残業が多い人と面談すると、判で押したように同じ答えが返ってきます。「予想外の出来事が起きたから、それへの対応で遅くなった」と。それは女性でも男性でも「よい子」の方に多いようです。

確かに、突然の仕事が入るのが現代の職場の特徴です。けれど毎日毎晩ということはありえません。

自分と他人の仕事の境界線があいまいな人

不思議なことに、そういう人は、自分の仕事と他人の仕事とを区別できない傾向があります（4章105ページの事例　教師の菅原さん）。

事例

スーパーの正社員の店長（男性）で、いつも帰りがやたら遅い人がいました。その人は本来、パートがおこなう伝票読みこみの仕事を、その人が慣れていないということで、毎日手伝っていたのです。というより店長自身が代わりにやっていたそうですが、これは大問題です。

少なくともパートの3倍は高い人件費の店長が、人件費の低い人の仕事を奪い、経営・管理という他の人にはできない大事な、本来業務のための時間を浪費しているからです。善意であっても人件費のムダ使いで、自分の健康を悪化させるだけでなく、パートも成長していきません。もちろん、そういう人は他人から「良い人」「善い人」と思われます。逆にいうと周りから良く思われたいという気持ちが強いのですが、発病したら元も子もないのです。

自分の仕事の責任範囲がわからなくなってしまう人は気をつけましょう。

●●●仕事の境界線があいまいな職場

日本の職場は欧米のそれと違って、仕事の責任と権限の範囲があいまいです。

スーパーのお客が、お惣菜に異物が入っていたことに気づいたとしましょう。当然、お客はレジの人に苦情を言うでしょう。レジの仕事というのは、お金のやり取りだけでなく、クレームへの対応という大事な仕事も含まれています（2章59ページの事例）。

仕事の責任と権限の範囲があいまいというのは、決して悪いことではありません。誰もがいろいろな仕事を経験するから、他の職種の仕事もある程度わかるようになって、何かの時に助け合うことも可能です。

●●●「よい子」は他人の負担も背負いがち

仕事の境界線があいまいな職場では、「よい子」が有利にも、不利にも働きます。よく気がつく働き者として信頼と期待が集中しますが、へたをすると他人の分の仕事も抱え込んでしまい、「何で私にばかり仕事が回ってくるのかしら?」ということになり、過労になりやすい場合もあります。

「よい子」タイプであってもなくても、突発的な仕事が入ったと思ったら、それが本当に緊急なものか? 本当に自分がやるべきものかどうか? しっかり考えましょう。

もし自分がやるべき仕事かどうかわからなければ、上司の判断を仰ぎましょう。

仕事と自分の命を守るためには、5章で書いた説得術・自己表現術のDESC法（159ページ）を使って、勇気をふるってノーと断ることも必要です。

⓫マニュアルはルール

一人ひとりがいろいろな業務をこなせることは、確かに人間の可能性を高めていくうえで良い面を持っています。同時に仕事の責任と権限をはっきりさせることも、心身の健康管理上とても大切です。管理職や先輩による我流の管理ではなく、業務の標準化というルールが職場に必要です。この点から考えると、産業界のＩＳＯや医療界の病院機能評価などは優れた仕組みといえましょう。

ひところ、マニュアル人間などといって新人が批判された時代があって、マニュアルと聞くと良い印象を持たない方もいるでしょう。また業務の標準化のため、マニュアル作りをさせられた方は大変なご苦労だったと思います。

でも、業務の手順や規則を定めたマニュアルは、職場のルールであって、それを大切にすることが仕事の効率を高めるばかりでなく、ストレスを減らし、心の健康を保つことを知ってください。

あとがき

世の中というものは、行き過ぎや後退はあったとしても、発展していきます。

経営や管理に携わる女性も今後、ますます増えていくことでしょう。教師や看護師として、保育士として、あるいはキャリアウーマンとして自己実現していく人も多いでしょう。

けれども仕事のやり方によっては、自分自身や部下・後輩の心や身体をいためてしまうことだってあるのです。

逆に学歴やおカネはなくたって、ありのままの自分に気づいて、仕事のマネジメント法を学んでいけば、身も心も健康で、仕事も長続きしていくと筆者は思います。

現代の過酷な職場では、働く女性も男性同様に、競争心をあおりたてられます。『男性社員（職員）には負けない！』『あの人にだけは勝ちたい！』という気持ちは誰にもあります。そういう気持ちを持つことは、決して悪いことではありません。

でも……、「急がば回れ」「待てば海路の日和あり」という諺にあるように、時間が解決してくれることもあるのです。眉をつり上げ、怒ったり、泣いたり、時には叫んだりすることもあるでしょう。それは男女を問わず共通で、それでいいのです。人間、格好の良いことばかりではありませんから。

大事なことはただ一つ、本書で解説した「心を守るサイエンス」を、ちょっぴりでも身につけていただくこと。

そのちょっぴり分だけででも、未来は開かれていくと筆者は確信しています。

悩みごと相談窓口

●悩みごとやトラブルが生じたら、一人で抱え込まないで早めに相談しましょう。
●電話が混雑してつながりにくいこともありますが、あきらめないで時間をおいてかけなおしましょう。
●秘密は守られますし、必要な場合は、より専門的な機関を紹介してもらえます。

①児童相談所　子育ての悩み、不登校、暴力、その他

②女性センター

都道府県、市町村等が自主的に設置している女性のための総合施設で、女性が抱える問題全般の情報提供、相談、研究などを実施しています。女性の生き方・性格、夫婦・親子の問題、学校や職場での人間関係、セクハラやＤＶの被害などの相談です。

④精神保健福祉センター

心の健康相談から、精神医療や社会復帰の相談をはじめとして、アルコール、薬物、思春期の問題、そしてお年寄りの痴呆などなどの相談が受けられます。

⑤リンク集

- 内閣府／全国の児童相談所・保健所・精神保健福祉センター、DV被害者支援情報など相談機関のリンク集
  http://www.gender.go.jp/e-vaw/advicetop.htm
- 東京ウィメンズプラザ／全国女性センター等のリンク集
  http://www.tokyo-womens-plaza.metro.tokyo.jp/contents/link.html
- 財団法人こども未来財団／子育てに関する相談窓口などの総合情報
  http://www.i-kosodate.net/search/index.html
- 財団法人女性労働協会／子育て支援・ファミリーサポート情報
  http://www.jaaww.or.jp/top.html

鈴木 安名（すずき やすな）

(財)労働科学研究所メンタルヘルス研究グループ長・主任研究員。

内科医、産業医、医学博士。

静岡県生まれ。1979年に旭川医科大学を卒業後、大学の研究室、勤務医、病院の経営などに携わり、2004年から現職。

趣味はウォーキング、旅行、料理。

モットーはすべてのビジネスパースンから学びたい。

著書は『職場のメンタルヘルスがとことんわかる本』（連合通信社発行、あけび書房発売）など。

著者のサイト〝職場のメンタルヘルス〟(http://homepage2.nifty.com/yasunas) には色々なメンタルヘルス情報があります。


働く女性のメンタルヘルスがとことんわかる本

2005年6月20日　第1刷発行

著　者――鈴木 安名
発行者――久保 則之
発行所――あけび書房株式会社
102-0073 東京都千代田区九段北1-9-5
☎ 03.3234.2571 Fax 03.3234.2609
akebi@s.email.ne.jp http://www.akebi.co.jp

組版／㈱アテネ社　印刷・製本／㈱シナノ

あけび書房の本

福祉で働いている方　福祉を志す方への　熱いメッセージ●
誰のため何のために福祉で働くのか
赤星俊一著　福祉での働きがいとは何か。福祉を必要とする人に身を寄せ、生活保護、老人福祉などの現場30数年の経験からつづる勇気と優しさと誠実さにあふれた一冊。　1400円

高齢者・障害者の権利擁護実務シリーズ①
介護事故とリスクマネジメント
高野範城、青木佳史編　介護サービスを安心して実施するための考え方と手だてを、弁護士と実務家の執筆陣が、多くの介護事故例から具体的に記す。満載の判例集も好評。　1800円

その基本的な考え方から具体的な手順まで●
利用者のためのケアマネージメント
大野勇夫著　利用者の要望や期待にどう応えたらいいの？　利用者の生活を正しく捉える方法は？　それを介護計画に反映させる手順は？　などの質問にわかりやすく応える。　1400円

ひろがれ！　入院児保育●
病院で子どもが輝いた日　増補改訂版
斉藤淑子・坂上和子著　長期入院で白血病、小児ガンなどの難病と闘う子ども達にこそ病院内保育を！　その大切さを訴える感動の書。聖路加病院小児科部長細谷亮太ほか推薦　1600円

価格は本体